# Surmonter Cancer de l'endomètre

*Un guide détaillé pour comprendre ses causes, ses symptômes, ses traitements avancés et ses stratégies de prévention efficaces pour le rétablissement.*

## (Choses que vous devez savoir)

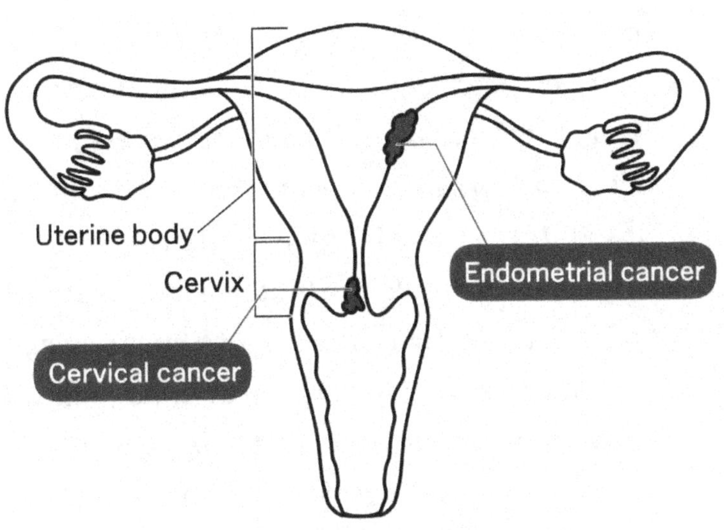


## Isabella White

# *Droits d'auteur © 2024 par Isabella White.*

*L'éditeur se réserve tous les droits. Aucune partie de cette publication ne peut être reproduite, distribuée ou transmise sous quelque forme ou par quelque moyen que ce soit, y compris la photocopie, l'enregistrement ou d'autres méthodes électroniques ou mécaniques, sans autorisation écrite préalable. En vertu de la loi sur le droit d'auteur, des citations limitées peuvent être utilisées à des fins non commerciales et pour des critiques critiques.*

***Clause de non-responsabilité:*** *Les informations contenues dans ce livre sont basées sur les recherches et les expériences de l'auteur. Il n'est pas destiné à remplacer un avis médical professionnel. Consultez toujours un médecin pour tout problème de santé avant de modifier votre régime alimentaire, vos suppléments ou vos programmes d'exercice. L'auteur et l'éditeur n'assument aucune responsabilité pour toute perte ou dommage lié aux informations contenues dans ce livre. Toute confiance accordée à ces informations est uniquement aux risques du lecteur.*

# Table des matières

# Introduction

*Cancer de l'endomètre,* également connu sous le nom de cancer de l'utérus, est une maladie qui affecte l'utérus et nécessite des soins médicaux rapides. En tant que cancer gynécologique le plus répandu aux États-Unis, on estime que 65 950 femmes ont reçu un diagnostic de cancer de l'endomètre rien qu'en 2023.

Le cancer de l'endomètre peut provoquer des symptômes tels que des saignements vaginaux anormaux, des douleurs pelviennes et des difficultés à uriner. S'il est détecté tôt, le cancer de l'endomètre peut être traité par chirurgie, radiothérapie, chimiothérapie, hormonothérapie ou une combinaison de ces options. Cependant, certaines femmes peuvent être confrontées à des difficultés telles qu'une récidive, des effets secondaires ou une détresse émotionnelle après le traitement.

Ce livre fournit un guide détaillé pour comprendre les causes, les symptômes, les traitements avancés et les stratégies de prévention efficaces du cancer de l'endomètre. Que vous soyez un patient, un soignant, un médecin ou un lecteur curieux, ce livre vous fournira les connaissances et les outils dont vous avez besoin pour faire face et vaincre cette maladie. Vous en apprendrez davantage sur :

- Les facteurs de risque et les causes possibles du cancer de l'endomètre comprennent la génétique, les hormones, l'obésité, le diabète et l'inflammation.
- Les signes et symptômes du cancer de l'endomètre et comment les reconnaître précocement.
- Les tests et procédures de diagnostic du cancer de l'endomètre, tels que les examens pelviens, la biopsie, l'échographie, l'IRM, la tomodensitométrie et la TEP.
- Les systèmes de stadification et de classification du cancer de l'endomètre et ce

qu'ils signifient pour votre pronostic et votre plan de traitement.

- Les options de traitement et les lignes directrices pour le cancer de l'endomètre comprennent la chirurgie, la radiothérapie, la chimiothérapie, l'hormonothérapie, l'immunothérapie et la thérapie ciblée.

- Les avantages et les risques de chaque option de traitement et comment s'y préparer.

- Les complications possibles et les effets secondaires du traitement, tels que les infections, les saignements, le lymphœdème, l'infertilité, la ménopause, la dysfonction sexuelle et la neuropathie.

- Les soins de suivi et la surveillance du cancer de l'endomètre et comment prévenir la récidive ou les métastases.

- Les stratégies de prévention et les changements de mode de vie liés au cancer de l'endomètre comprennent l'alimentation, l'exercice, la gestion du poids, la réduction du stress et le dépistage.

- Les aspects émotionnels et psychologiques du cancer de l'endomètre et comment y faire face.

- Le soutien et les ressources disponibles pour les patientes atteintes d'un cancer de l'endomètre, les soignants et les survivantes comprennent des communautés en ligne, des groupes de soutien, des conseils et une aide financière.

Ce livre vous donnera une compréhension complète et holistique du cancer de l'endomètre et de la manière de le traiter efficacement. Vous trouverez également de l'espoir et de l'inspiration auprès de femmes qui ont affronté et surmonté cette maladie. Ce livre est destiné à compléter, et non à remplacer, les conseils des prestataires de soins de santé, permettant ainsi de prendre des décisions éclairées en matière de santé et de bien-être.

J'espère que ce livre vous aidera à vaincre le cancer de l'endomètre et que vous le trouverez utile et instructif. Merci d'avoir choisi ce livre et je vous souhaite tout le meilleur.

## Chapitre 1

# Les bases du cancer de l'endomètre

## Qu'est-ce que le cancer de l'endomètre ?

Le cancer de l'endomètre apparaît lorsque des cellules saines de la muqueuse de l'utérus, appelées endomètre, commencent à se développer de manière incontrôlée. À mesure que ces cellules cancéreuses se multiplient rapidement, elles peuvent former une masse de tissu appelée tumeur dans l'utérus.

Le type de cancer de l'endomètre le plus courant est l'adénocarcinome. Cela commence dans les cellules glandulaires qui rendent la muqueuse utérine épaisse et nutritive en préparation à la grossesse. Supposons que l'adénocarcinome ne soit pas diagnostiqué et traité tôt. Dans ce cas, il peut se propager de la surface de l'endomètre aux tissus plus profonds de l'utérus. Les cellules cancéreuses peuvent atteindre les ganglions lymphatiques, la circulation sanguine ou les organes pelviens.

# UTERINE FIBROIDS

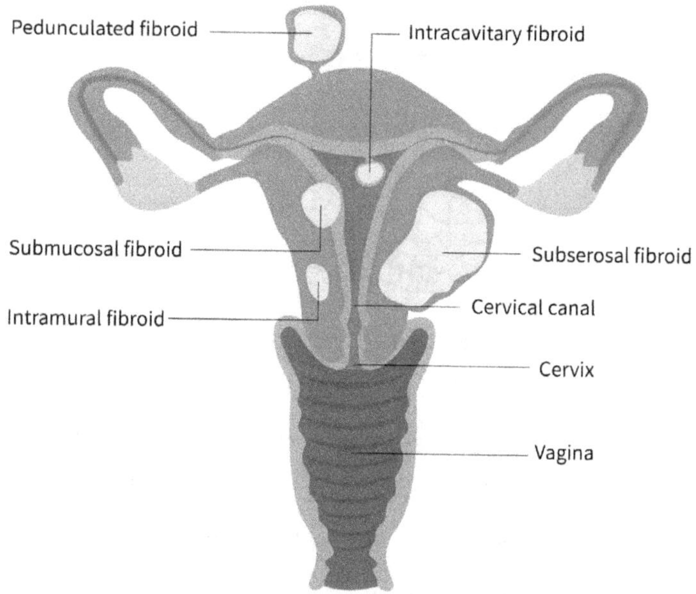


Même si le cancer de l'endomètre reste souvent confiné à l'utérus à ses débuts, le risque de propagation augmente avec le temps. C'est pourquoi une détection et un traitement précoces offrent les meilleures chances de survie. L'attraper avant que les cellules cancéreuses n'aient envahi les couches utérines plus profondes ou ne se soient propagées à l'extérieur de l'utérus améliore considérablement le pronostic.

Qu'est-ce qui pousse une femme à développer un cancer de l'endomètre ? Les hormones œstrogène et progestérone stimulent chaque mois la croissance de l'endomètre pour construire la muqueuse utérine. Lorsque l'équilibre de ces hormones est perturbé, cela peut provoquer une croissance cellulaire anormale qui peut devenir cancéreuse avec le temps.

Des facteurs de risque tels que le début précoce des règles, l'entrée tardive de la ménopause, l'absence d'enfants, l'obésité, le diabète, le cancer du sein et l'utilisation d'un traitement aux œstrogènes sans progestérone peuvent tous avoir un impact sur les niveaux d'hormones et augmenter les risques de cancer de l'endomètre. Les femmes atteintes du syndrome de Lynch, également connu sous le nom de cancer colorectal héréditaire sans polypose (HNPCC), présentent également un risque accru.

Bien que le cancer de l'endomètre ne présente souvent aucun symptôme précoce évident, des signes tels que des saignements vaginaux anormaux, des douleurs ou une pression pelviennes et des douleurs pendant les rapports sexuels peuvent être présents à mesure que le cancer progresse. C'est pourquoi il est essentiel que les femmes, en particulier les femmes ménopausées présentant des saignements vaginaux, consultent rapidement un médecin pour une évaluation.

La détection du cancer de l'endomètre commence par un examen pelvien, un test Pap et une échographie transvaginale. Si des anomalies sont constatées, une biopsie de la muqueuse utérine sera réalisée pour analyser les cellules et confirmer un diagnostic de cancer. Une fois diagnostiqués, les tests de stadification aident à déterminer l'état d'avancement du cancer afin qu'un plan de traitement optimal puisse être élaboré.

## L'anatomie de l'endomètre

L'endomètre est la paroi interne de l'utérus, l'organe creux en forme de poire où grandit le bébé pendant la grossesse. L'endomètre est composé de deux couches : la couche basale et la couche fonctionnelle.

La couche basale est la couche la plus profonde qui s'attache à la paroi musculaire de l'utérus, appelée myomètre. La couche basale comprend une seule couche de cellules épithéliales colonnaires et une couche sous-jacente de tissu conjonctif appelée stroma. Le stroma contient des vaisseaux sanguins, des vaisseaux lymphatiques, des nerfs et des cellules immunitaires. La couche basale sert de source de régénération à la couche fonctionnelle et reste relativement constante tout au long du cycle menstruel.

La couche fonctionnelle est la couche superficielle qui fait face à la cavité utérine. La couche fonctionnelle est également composée de cellules épithéliales cylindriques et de stroma, mais possède des structures supplémentaires appelées glandes utérines. Les glandes utérines sont des glandes tubulaires qui sécrètent du mucus et d'autres substances pour nourrir l'embryon et le placenta. La couche fonctionnelle subit des changements cycliques en réponse aux hormones œstrogène et progestérone produites par les ovaires. La couche fonctionnelle est la partie de l'endomètre où se produit l'implantation des ovules fécondés et où se développe le placenta.

La couche fonctionnelle peut être divisée en deux sous-couches : la couche compacte et la couche spongieuse. La couche compacte est la fine sous-couche la plus externe adjacente à l'épithélium. Il contient des cellules stromales densément peuplées et quelques glandes. La couche spongieuse est la sous-couche épaisse et la plus interne adjacente à la couche basale. Il contient des cellules stromales peu disposées et de nombreuses glandes.

L'épaisseur et la structure de la couche fonctionnelle varient tout au long du cycle menstruel, qui peut être divisé en quatre phases : la phase menstruelle, la phase proliférative, la phase sécrétoire et la phase ischémique.

La phase menstruelle dure environ 3 à 7 jours et se produit lorsque la couche fonctionnelle est excrétée sous forme de sang menstruel. Cela se produit lorsque les niveaux d'œstrogène et de progestérone chutent en raison de l'absence de grossesse. Le sang menstruel est constitué de sang, de tissus, de mucus et de bactéries. La couche basale reste intacte et sert de base au cycle suivant.

La phase proliférative dure environ 9 à 10 jours et survient lorsque la couche fonctionnelle se reconstruit sous l'influence des œstrogènes. L'œstrogène est produit par les follicules en croissance dans les ovaires, qui sont les structures qui contiennent les ovules. Les cellules épithéliales et stromales se multiplient et les glandes utérines s'allongent. Les vaisseaux sanguins grandissent et se ramifient également. L'endomètre devient plus épais et plus vascularisé. La phase proliférative se termine par l'ovulation, qui correspond à la libération de l'ovule par l'ovaire.

La phase de sécrétion dure environ 14 jours et survient lorsque la couche fonctionnelle est préparée pour l'implantation sous l'influence de la progestérone. La progestérone est produite par le corps jaune, qui est la structure qui se forme à partir du follicule rompu après l'ovulation. Les cellules épithéliales et les cellules stromales deviennent plus grandes et plus actives.

Les glandes utérines sécrètent du glycogène et d'autres substances pour nourrir l'embryon potentiel. Les vaisseaux sanguins deviennent plus enroulés et dilatés. L'endomètre atteint son épaisseur et son activité sécrétoire maximales. La phase de sécrétion se termine par la dégénérescence du corps jaune, sauf si une grossesse survient.

La phase ischémique dure environ 1 à 2 jours et survient lorsque la couche fonctionnelle est privée d'apport sanguin et d'oxygène. Cela se produit lorsque les niveaux d'œstrogène et de progestérone chutent en raison de la dégénérescence du corps jaune. Les vaisseaux sanguins se contractent et se rompent, provoquant des saignements et la mort des tissus. Les cellules épithéliales et stromales se désintègrent et se détachent de la couche basale. La phase ischémique conduit à l'apparition de la phase menstruelle et le cycle se répète.

La fonction première de l'endomètre est de fournir un environnement propice à l'implantation et au développement de l'embryon. L'endomètre empêche également l'adhésion des parois opposées de l'utérus et maintient la perméabilité de la cavité utérine.

L'endomètre est influencé par les hormones, la génétique, l'inflammation et l'infection, affectant sa structure et sa fonction.

## Quelle est la fréquence du cancer de l'endomètre ?

Le cancer de l'endomètre est le cancer des organes reproducteurs féminins le plus répandu aux États-Unis. Selon l'American Cancer Society, environ 67 880 nouveaux cas de cancer de l'utérus seront diagnostiqués en 2024 et environ 13 250 femmes en mourront. Ces estimations incluent à la fois les cancers de l'endomètre et les sarcomes utérins, qui sont des types rares de cancer de l'utérus qui prennent naissance dans les muscles ou le tissu conjonctif de l'utérus. Jusqu'à 10 % des cancers de l'utérus sont des sarcomes, de sorte que les chiffres réels des cas de cancer de l'endomètre et des décès sont légèrement inférieurs à ces estimations.

Le cancer de l'endomètre touche principalement les femmes ménopausées, l'âge moyen au moment du diagnostic étant de 60 ans. Cependant, il peut également survenir chez les femmes plus jeunes, en particulier celles qui présentent certains facteurs de risque ou conditions génétiques. Le cancer de l'endomètre est plus fréquent chez les femmes noires que chez les femmes blanches, et les femmes noires sont plus susceptibles d'en mourir.

Les taux d'incidence et de mortalité du cancer de l'endomètre ont augmenté au cours de la dernière décennie d'environ 1 % par an chez les femmes blanches et de 2 à 3 % par an chez les femmes de tous les autres groupes raciaux et ethniques. Cela peut être dû à plusieurs facteurs, tels que les taux croissants d'obésité, de diabète et d'exposition aux œstrogènes, connus pour augmenter le risque de cancer de l'endomètre. D'autres facteurs, tels que les expositions environnementales, les habitudes de vie et l'accès aux soins de santé, peuvent également jouer un rôle.

Le cancer de l'endomètre est généralement curable s'il est détecté tôt, mais il peut également mettre la vie en danger s'il progresse ou récidive. Les taux de survie au cancer de l'endomètre dépendent de plusieurs facteurs, tels que le stade, le grade, le type et la localisation du cancer, ainsi que l'âge, la santé et le traitement de la patiente.

Le taux de survie relative à 5 ans pour tous les stades du cancer de l'endomètre est d'environ 81 %, ce qui signifie que les femmes atteintes d'un cancer de l'endomètre ont, en moyenne, environ 81 % de chances que les femmes non atteintes de cancer de vivre au moins cinq ans après le diagnostic. Cependant, les taux de survie varient considérablement selon le stade, de 95 % pour les cancers localisés (confinés à l'utérus) à 17 % pour les cancers distants (propagés à d'autres parties du corps).

Il y a aujourd'hui plus de 600 000 survivants du cancer de l'endomètre aux États-Unis. Les survivants peuvent être confrontés à des difficultés telles qu'une récidive, des effets secondaires ou une détresse émotionnelle après le traitement. Ils peuvent également avoir besoin de soins de suivi et de surveillance réguliers pour surveiller leur état de santé et prévenir les complications. Dans les chapitres suivants, nous discuterons des options et des lignes directrices de traitement, des soins de suivi et de la surveillance, ainsi que des stratégies et des ressources d'adaptation pour les patientes atteintes d'un cancer de l'endomètre, leurs soignants et les survivantes.

## Stades et grades du cancer de l'endomètre

Le cancer de l'endomètre est une maladie hétérogène, ce qui signifie qu'il peut avoir des caractéristiques et des comportements différents selon le type, le stade et le grade du cancer. Ces facteurs peuvent aider les médecins à déterminer le pronostic et les options de traitement de chaque patient.

Le type de cancer de l'endomètre fait référence au type de cellule ou de tissu à l'origine du cancer. Le type de cancer de l'endomètre le plus courant est l'adénocarcinome endométrioïde, qui représente environ 80 % des cas. Ce type de cancer provient des cellules glandulaires de l'endomètre. Les autres types de cancer de l'endomètre comprennent :

- **Carcinome séreux utérin :** Ce type de cancer représente environ 10 % des cas. Il provient des cellules superficielles de l'endomètre et a tendance à être plus agressif et résistant au traitement que l'adénocarcinome endométrioïde.

- **Carcinome à cellules claires :** Ce type de cancer représente environ 4 % des cas. Il provient des cellules superficielles de l'endomètre et apparaît clairement au microscope. Il est également plus agressif et résistant au traitement que l'adénocarcinome endométrioïde.

- **Carcinosarcome :** Ce type de cancer représente environ 4 % des cas. Il présente à la fois les caractéristiques du cancer de l'endomètre et du sarcome, un cancer du tissu conjonctif. Il est également très agressif et résistant aux traitements.

- **Autres types rares :** Ceux-ci comprennent le carcinome épidermoïde, le carcinome à petites cellules, le carcinome à cellules transitionnelles et le carcinome à cellules mixtes.

Le stade du cancer de l'endomètre décrit dans quelle mesure le cancer s'est propagé à l'intérieur ou au-delà de l'utérus. Le système de stadification utilisé pour le cancer de l'endomètre est basé sur le système TNM, qui signifie tumeur, ganglion et métastase. La catégorie tumeur (T) décrit la profondeur avec laquelle le cancer s'est développé dans l'utérus ou dans les structures voisines. La catégorie ganglionnaire (N) indique si le cancer s'est propagé aux ganglions lymphatiques voisins. La catégorie métastase (M) décrit si le cancer s'est propagé à des organes ou à des tissus distants. Sur la base de ces catégories, le cancer de l'endomètre est divisé en quatre stades, de I à IV. Plus le stade est bas, moins le cancer s'est propagé et meilleur est le pronostic.

Le tableau ci-dessous résume les catégories TNM et les stades correspondants pour le cancer de l'endomètre :

| Catégorie T | Catégorie N | Catégorie M | Scène |
|---|---|---|---|
| T1a : Le cancer est limité à l'endomètre ou à moins de la moitié du myomètre | No : Pas de propagation aux ganglions lymphatiques voisins | Mo : Pas de propagation vers des sites distants | Stage IA |
| T1b : Le cancer a envahi plus de la moitié du myomètre | No | Mo | Stade IB |
| T2 : Le cancer s'est propagé au col de | No | Mo | Étape II |

| | | | |
|---|---|---|---|
| l'utérus, mais pas au-delà de l'utérus | | | |
| T3a : le cancer s'est propagé à la couche externe de l'utérus (séreuse) ou aux trompes de Fallope ou aux ovaires | N0 | M0 | Stade IIIA |
| T3b : Le cancer s'est propagé au vagin ou au paramètre (le tissu autour de l'utérus) | N0 | M0 | Stade IIIB |
| N'importe quel T | N1 : Le cancer s'est propagé aux ganglions lymphatiques pelviens | M0 | Stade IIIC1 |
| N'importe quel T | N2 : Le cancer s'est propagé aux ganglions lymphatiques para-aortiques | M0 | Stade IIIC2 |
| T4 : Le cancer s'est propagé à la vessie ou à l'intestin | N'importe quel N | M0 | Stade IVA |
| N'importe quel T | N'importe quel N | M1 : Le cancer s'est propagé à des sites distants, comme les poumons, le foie ou les os | Stade IVB |

Le grade du cancer de l'endomètre décrit l'apparence anormale des cellules cancéreuses au microscope. La note montre à quelle vitesse les cellules cancéreuses se développent et se divisent. Le système de classification utilisé pour le cancer de l'endomètre est basé sur le degré de différenciation, c'est-à-dire dans quelle mesure les cellules cancéreuses ressemblent aux cellules endométriales normales.

Sur cette base, le cancer de l'endomètre est divisé en trois grades, de G1 à G3. Plus le grade est bas, plus les cellules cancéreuses sont différenciées et meilleur est le pronostic. Le tableau ci-dessous résume le système de notation du cancer de l'endomètre :

| Grade | Description |
|---|---|
| G1 : Bien différencié. | Les cellules cancéreuses ressemblent beaucoup aux cellules endométriales normales. Ils ont tendance à croître lentement et présentent un faible risque de propagation. |
| G2 : Modérément différencié. | Les cellules cancéreuses semblent quelque peu différentes des cellules endométriales normales. Ils ont tendance à croître plus rapidement et risquent de se propager davantage que les cancers G1. |
| G3 : Peu différencié. | Les cellules cancéreuses sont très différentes des cellules endométriales normales. Ils ont tendance à croître rapidement et présentent un risque élevé de propagation. |

## Statistiques et prévalence

Les statistiques et la prévalence sont deux moyens de mesurer l'étendue d'une maladie. Les statistiques sont des données numériques qui décrivent la fréquence, la distribution et les tendances d'une maladie dans une population. La prévalence est la proportion de personnes atteintes de la maladie à un moment donné ou au fil du temps. Ici, vous verrez des statistiques et des données de prévalence sur le cancer de l'endomètre dans le monde et aux États-Unis.

## Statistiques mondiales et prévalence

Selon le World Cancer Research Fund International, le cancer de l'endomètre est le sixième cancer le plus répandu chez les femmes dans le monde et le quinzième cancer le plus répandu dans l'ensemble. Il y a eu plus de 417 000 nouveaux cas de cancer de l'endomètre en 2020, ce qui représente environ 2,8 % de tous les nouveaux cas de cancer. Le taux d'incidence mondial standardisé selon l'âge (ASR) du cancer de l'endomètre était de 8,7 pour 100 000 femmes en 2020. L'ASR est une mesure récapitulative du taux de maladie qui s'ajuste aux différences de structure par âge entre les populations.

La répartition mondiale du cancer de l'endomètre est inégale, certaines régions ayant des taux plus élevés ou plus faibles que d'autres. Les ASR les plus élevés du cancer de l'endomètre en 2020 ont été observés en Europe de l'Est (18,9 pour 100 000 femmes), en Amérique du Nord (16,5 pour 100 000 femmes) et en Europe occidentale (15,4 pour 100 000 femmes). Les ASR les plus faibles du cancer de l'endomètre en 2020 ont été observés en Afrique centrale (2,3 pour 100 000 femmes), en Afrique de l'Ouest (2,4 pour 100 000 femmes) et en Afrique de l'Est (2,6 pour 100 000 femmes).

Le taux de mortalité mondial dû au cancer de l'endomètre était de 1,8 pour 100 000 femmes en 2020, entraînant environ 97 370 décès. Le taux de mortalité reflète le nombre de décès dus à une maladie par rapport à la taille de la population. Le taux de mortalité mondial du cancer de l'endomètre est inférieur au taux d'incidence mondial, ce qui indique que le cancer de l'endomètre a un taux de survie relativement élevé par rapport aux autres cancers.

Cependant, le taux de mortalité varie également selon les régions, certaines régions ayant des taux plus élevés ou plus faibles que d'autres. Les taux de mortalité par cancer de l'endomètre les plus élevés en 2020 ont été constatés dans les Caraïbes (4,6 pour 100 000 femmes), en Mélanésie (4,1 pour 100 000 femmes) et en Europe de l'Est (3,9 pour 100 000 femmes). Les taux de mortalité par cancer de l'endomètre les plus bas en 2020 ont été constatés en Afrique de l'Est (0,8 pour 100 000 femmes), en Afrique australe (0,9 pour 100 000 femmes) et en Afrique de l'Ouest (1,0 pour 100 000 femmes).

La prévalence mondiale du cancer de l'endomètre correspond à la proportion de femmes ayant déjà reçu un diagnostic de cancer de l'endomètre et qui sont encore en vie à un moment donné. La prévalence mondiale du cancer de l'endomètre en 2020 était estimée à 1 153 000 cas, soit 0,3 % de la population féminine. La prévalence du cancer de l'endomètre dépend de l'incidence, de la mortalité et des taux de survie de la maladie, ainsi que de la taille et de la structure par âge de la population. La prévalence du cancer de l'endomètre est plus élevée dans les régions où les taux d'incidence et de survie sont plus élevés et plus faible dans les régions où les taux d'incidence et de survie sont plus faibles.

## Statistiques américaines et prévalence

Le cancer de l'endomètre est le cancer des organes reproducteurs féminins le plus répandu aux États-Unis et le quatrième cancer le plus répandu chez les femmes. Selon l'American Cancer Society, il y aura environ 67 880 nouveaux cas de cancer de l'utérus, y compris les cancers de l'endomètre et les sarcomes utérins, en 2024.

Les sarcomes utérins sont des types rares de cancer de l'utérus qui prennent leur origine dans les muscles ou le tissu conjonctif de l'utérus. Environ 10 % des cancers de l'utérus sont des sarcomes. On estime qu'environ 13 250 femmes perdront la vie à cause du cancer de l'utérus en 2024. Cependant, les chiffres réels des cas et des décès par cancer de l'endomètre sont légèrement inférieurs à ces estimations, car les chiffres mentionnés incluent également les sarcomes utérins.

Le taux d'incidence du cancer de l'endomètre aux États-Unis était de 21,4 pour 100 000 femmes en

2017, année la plus récente pour laquelle des données sont disponibles. Le taux d'incidence du cancer de l'endomètre aux États-Unis est supérieur à la moyenne mondiale et se classe au neuvième rang des pays ayant les taux de cancer de l'endomètre les plus élevés. Aux États-Unis, le taux d'incidence du cancer de l'endomètre a augmenté au cours de la dernière décennie d'environ 1 % par an chez les femmes blanches et de 2 à 3 % par an chez les femmes de tous les autres groupes raciaux et ethniques.

Cela peut être dû à plusieurs facteurs, tels que les taux croissants d'obésité, de diabète et d'exposition aux œstrogènes, connus pour augmenter le risque de cancer de l'endomètre. D'autres facteurs, tels que les expositions environnementales, les habitudes de vie et l'accès aux soins de santé, peuvent également jouer un rôle.

Le taux de mortalité par cancer de l'endomètre aux États-Unis était de 4,4 pour 100 000 femmes en 2017. Le taux de mortalité par cancer de l'endomètre aux États-Unis est inférieur à la moyenne mondiale et se classe au 28e rang parmi les pays ayant les taux de cancer de l'endomètre les plus élevés. Aux États-Unis, le taux de mortalité du cancer de l'endomètre est l'un des rares cancers dont la mortalité augmente ; depuis le milieu des années 2000, le taux de mortalité a augmenté de 1,7 % par an.

Cela peut être dû à l'incidence croissante du cancer de l'endomètre ainsi qu'aux défis liés à la détection et au traitement des cas avancés ou récurrents. Les femmes noires sont plus susceptibles de mourir d'un cancer de l'endomètre que les femmes blanches, ce qui peut refléter les disparités en matière de facteurs de risque, de dépistage, de diagnostic, de traitement et de soins de suivi.

La prévalence du cancer de l'endomètre aux États-Unis correspond à la proportion de femmes ayant déjà reçu un diagnostic de cancer de l'endomètre et qui sont encore en vie à un moment donné. La prévalence du cancer de l'endomètre aux États-Unis en 2018 était estimée à 635 000 cas, soit 0,4 % de la population féminine. La prévalence du cancer de l'endomètre aux États-Unis est supérieure à la moyenne mondiale et se classe au cinquième rang des pays ayant la prévalence la plus élevée de cancer de l'endomètre.

La prévalence du cancer de l'endomètre aux États-Unis dépend de l'incidence, de la mortalité et des taux de survie de la maladie, ainsi que de la taille et de la structure par âge de la population. La prévalence du cancer de l'endomètre aux États-Unis est plus élevée dans les régions où les taux d'incidence et de survie sont plus élevés et plus faible dans les régions où les taux d'incidence et de survie sont plus faibles.

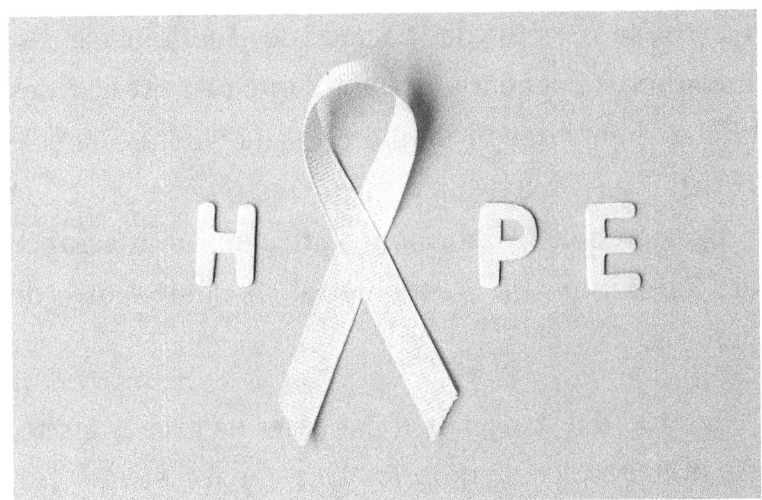

# Chapitre 2

# Causes et facteurs de risque

## Causes connues du cancer de l'endomètre

La cause exacte du cancer de l'endomètre est inconnue. Cependant, on pense que cela est lié à des changements dans l'équilibre des hormones dans le corps, en particulier les œstrogènes et la progestérone. Ces hormones affectent la croissance et l'excrétion de l'endomètre, la muqueuse de l'utérus.

Avec trop d'œstrogènes et pas assez de progestérone, l'endomètre peut devenir trop épais et ne pas s'excréter correctement. Cela peut conduire à l'accumulation de cellules anormales qui peuvent devenir cancéreuses avec le temps.

Certains des facteurs qui peuvent augmenter les niveaux d'œstrogènes ou diminuer les niveaux de progestérone dans le corps sont :

- **Obésité:** Le tissu adipeux peut produire des œstrogènes, donc avoir plus de tissu adipeux peut augmenter les niveaux d'œstrogènes dans le corps.

- **Thérapie hormonale :** La prise d'œstrogènes seuls après la ménopause peut augmenter le risque de cancer de l'endomètre, à moins qu'elle ne soit équilibrée par de la progestérone ou un progestatif (une forme synthétique de progestérone). La prise de tamoxifène, un médicament utilisé pour traiter le cancer du sein, peut également augmenter le risque de cancer de l'endomètre, car il agit comme un œstrogène sur l'endomètre.

- **Tumeurs ovariennes :** Certaines tumeurs des ovaires, telles que les tumeurs des cellules de la granulosa, peuvent produire des œstrogènes et augmenter les taux d'œstrogènes dans l'organisme.

- **Histoire menstruelle :** Avoir plus de cycles menstruels au cours de la vie peut augmenter l'exposition de l'endomètre aux œstrogènes. Cela peut se produire si une femme commence à avoir ses règles à un âge précoce (avant 12 ans), a une ménopause tardive (après 55 ans) ou n'a jamais été enceinte.

- **Conditions génétiques :** Certaines maladies héréditaires, comme le syndrome de Lynch ou le syndrome de Cowden, peuvent augmenter le risque de cancer de l'endomètre car elles provoquent des défauts dans les gènes qui réparent les dommages à l'ADN des cellules. Cela peut conduire à l'accumulation de mutations pouvant provoquer le cancer.

- **Syndrome des ovaires polykystiques (SOPK) :** Les femmes atteintes du SOPK présentent un déséquilibre hormonal, notamment des taux d'œstrogènes plus élevés qui augmentent les risques de cancer de l'endomètre. Des règles irrégulières signifient également une desquamation moins fréquente de l'excès de muqueuse.

Ces facteurs ne provoquent pas à eux seuls le cancer de l'endomètre, mais ils peuvent augmenter le risque de le développer. L'identification et la compréhension de ces facteurs contributifs sont essentielles pour reconnaître les risques personnels et procéder à un dépistage approprié pour permettre une détection précoce.

## Facteurs de risque et leur impact

Le facteur de risque augmente le risque de développer une maladie comme le cancer. Différents cancers comportent différents facteurs de risque ; certains sont plus importants que d'autres. Avoir un facteur de risque ne signifie pas qu'une personne contractera la maladie, et ne pas avoir de facteur de risque ne signifie pas qu'une personne ne la contractera pas. De nombreuses personnes présentant des facteurs de risque ne développent jamais de cancer de l'endomètre, et certaines personnes atteintes d'un cancer de l'endomètre ne présentent aucun facteur de risque connu.

Dans cette section, nous discuterons de certains des principaux facteurs de risque du cancer de l'endomètre et de la manière dont ils affectent la probabilité et la gravité de la maladie. Nous fournirons également des conseils sur la réduction ou la gestion de ces facteurs de risque et sur la réduction du risque de cancer de l'endomètre.

## Obésité

L'obésité est l'un des facteurs de risque les plus importants et les plus modifiables du cancer de l'endomètre. L'obésité est un indice de masse corporelle (IMC) de 30 ou plus. L'IMC est une mesure de la graisse corporelle basée sur la taille et le poids. Votre IMC est déterminé à l'aide de notre calculateur d'indice de masse corporelle (IMC).

L'obésité augmente le risque de cancer de l'endomètre en affectant les niveaux d'hormones dans le corps, notamment les œstrogènes et l'insuline. L'œstrogène est une hormone féminine qui stimule la croissance de l'endomètre, la muqueuse de l'utérus. L'insuline est une hormone qui régule le taux de sucre dans le sang et favorise le stockage des graisses. Les deux hormones peuvent favoriser la croissance et la survie de cellules anormales pouvant devenir cancéreuses.

L'obésité peut augmenter les niveaux d'œstrogènes et d'insuline dans le corps de plusieurs manières :

- Le tissu adipeux peut produire des œstrogènes à partir d'autres hormones, telles que les androgènes. Une plus grande quantité de tissu adipeux peut augmenter la quantité d'œstrogènes dans le corps, en particulier après la ménopause, lorsque les ovaires cessent de produire des œstrogènes.

- L'obésité peut provoquer une résistance à l'insuline, une condition dans laquelle les cellules ne répondent pas bien à l'insuline et le corps a besoin de plus d'insuline pour maintenir une glycémie normale. Des niveaux élevés d'insuline peuvent stimuler la production d'œstrogènes et d'androgènes par les ovaires et les glandes surrénales et réduire la production de globuline liant les hormones sexuelles (SHBG). Cette protéine se lie aux œstrogènes et aux androgènes présents dans le sang et les inactive. Cela peut entraîner des niveaux plus élevés d'hormones libres ou actives dans le corps.

- L'obésité peut provoquer une inflammation chronique, dans laquelle le système immunitaire est constamment activé et produit des substances susceptibles d'endommager les cellules et l'ADN. L'inflammation peut également stimuler la production d'œstrogènes et d'insuline et interférer avec leurs fonctions normales.

Des études ont montré que l'obésité peut augmenter le risque de cancer de l'endomètre de 2 à 4 fois, selon le degré d'obésité. L'obésité peut également augmenter le risque de types plus agressifs de cancer de l'endomètre, tels que les carcinomes séreux et à cellules claires, qui sont plus susceptibles de se propager et de se reproduire. L'obésité peut également affecter le diagnostic et le traitement du cancer de l'endomètre, car les femmes obèses peuvent avoir plus de difficultés à subir des examens pelviens, des tests d'imagerie, des biopsies, des interventions chirurgicales et une radiothérapie.

L'impact de l'obésité sur le risque de cancer de l'endomètre peut être réduit en perdant du poids et en maintenant un poids santé. La perte de poids peut réduire les niveaux d'œstrogènes, d'insuline et d'inflammation dans le corps et améliorer l'équilibre hormonal et la fonction immunitaire. La perte de poids peut également améliorer les symptômes et les résultats du traitement du cancer de l'endomètre et réduire le risque de récidive et d'autres problèmes de santé.

## Thérapie hormonale

L'hormonothérapie utilise des médicaments qui contiennent des hormones ou affectent les niveaux d'hormones dans le corps. L'hormonothérapie peut être utilisée à diverses fins, comme traiter les symptômes de la ménopause, prévenir l'ostéoporose ou traiter certains cancers. L'hormonothérapie peut affecter le risque de cancer de l'endomètre, selon le type, la dose, la durée et le moment du traitement.

Les principaux types d'hormonothérapie pouvant affecter le risque de cancer de l'endomètre sont :

- **Thérapie aux œstrogènes :** L'utilisation d'œstrogènes seuls, sans progestérone ni progestatif (une forme synthétique de progestérone), pour traiter les symptômes de la ménopause tels que les bouffées de chaleur, les sueurs nocturnes, la sécheresse vaginale et les sautes d'humeur. L'œstrogénothérapie peut augmenter le risque de cancer de l'endomètre en stimulant la croissance de l'endomètre sans l'effet contrebalançant de la progestérone ou du progestatif. Le risque de cancer de l'endomètre augmente avec la dose et la durée du traitement aux œstrogénothérapies et diminue après l'arrêt du traitement.

- **Tamoxifène :** Médicament qui bloque l'action des œstrogènes sur les cellules cancéreuses du sein mais agit comme l'œstrogène sur l'endomètre. Le tamoxifène est utilisé pour traiter et prévenir le cancer du sein chez les femmes atteintes de tumeurs à récepteurs d'œstrogènes positifs (ER+). Le tamoxifène peut augmenter le risque de cancer de l'endomètre en stimulant la croissance de l'endomètre, en particulier chez les femmes ménopausées. Le risque de cancer de l'endomètre augmente avec la dose et la durée du traitement par le tamoxifène et diminue après l'arrêt du médicament.

- **Hormonothérapie combinée :** L'utilisation d'œstrogènes plus de progestérone ou de progestatif pour traiter les symptômes de la ménopause et prévenir l'ostéoporose. L'hormonothérapie combinée peut réduire le risque de cancer de l'endomètre en empêchant la prolifération de l'endomètre, à condition que la progestérone ou le progestatif soit pris pendant au moins 10 à 14 jours chaque mois. Cependant, l'hormonothérapie combinée peut augmenter le risque d'autres problèmes de santé, tels que le cancer du sein, les maladies cardiaques, les accidents vasculaires cérébraux et les caillots sanguins.

L'impact de l'hormonothérapie sur le risque de cancer de l'endomètre peut être réduit en utilisant la dose efficace la plus faible pendant la durée la plus courte possible et en surveillant régulièrement l'endomètre au moyen d'examens pelviens, d'échographies et de biopsies. Il est également important de discuter des avantages et des risques de l'hormonothérapie avec votre médecin et d'envisager d'autres options pour traiter les symptômes de la ménopause, prévenir l'ostéoporose ou traiter le cancer du sein, comme les médicaments non hormonaux, les changements de mode de vie ou les thérapies alternatives.

## Tumeurs ovariennes

Les tumeurs ovariennes sont des excroissances anormales qui se développent dans les ovaires, la paire d'organes qui produisent les ovules et les hormones chez la femme. Les tumeurs ovariennes peuvent être bénignes (non cancéreuses) ou malignes (cancéreuses) et peuvent affecter les niveaux d'hormones dans le corps, en particulier les œstrogènes. Certaines des tumeurs ovariennes qui peuvent augmenter le risque de cancer de l'endomètre sont :

- **Tumeurs à cellules de la granulosa :** Il s'agit de types rares de cancer de l'ovaire qui proviennent des cellules de la granulosa, qui sont les cellules qui entourent les ovules et produisent des œstrogènes. Les tumeurs des cellules de la granulosa peuvent produire de grandes quantités d'œstrogènes, ce qui peut stimuler la croissance de l'endomètre et augmenter le risque de cancer de l'endomètre. Les tumeurs des cellules de la granulosa peuvent survenir à tout âge, mais sont plus fréquentes chez les femmes ménopausées.

- **Syndrome des ovaires polykystiques (SOPK) :** Il s'agit d'une affection courante qui affecte l'équilibre des hormones dans le corps, provoquant des règles irrégulières, une croissance excessive des cheveux, de l'acné, une prise de poids et l'infertilité. Le SOPK est causé par la surproduction d'androgènes (hormones mâles) par les ovaires, ce qui peut interférer avec le développement normal et la libération des ovules. Le SOPK peut également provoquer une résistance à l'insuline, une condition dans laquelle les cellules ne répondent pas bien à l'insuline et où le corps a besoin de plus d'insuline pour maintenir une glycémie normale. Le SOPK peut augmenter le risque de cancer de l'endomètre en réduisant les niveaux de progestérone et en augmentant les niveaux d'œstrogène et d'insuline dans le corps. Cela peut entraîner une prolifération de l'endomètre et l'accumulation de cellules anormales pouvant devenir cancéreuses. Le SOPK peut survenir à tout âge, mais il est plus fréquent chez les femmes en âge de procréer.

L'impact des tumeurs ovariennes sur le risque de cancer de l'endomètre peut être réduit en traitant les tumeurs et en rétablissant l'équilibre hormonal moyen. Le traitement des tumeurs ovariennes dépend du type, de la taille, de l'emplacement et du stade de la tumeur, ainsi que de l'âge, de la santé et de la fertilité de la patiente.

## Histoire menstruelle

L'histoire menstruelle fait référence au schéma et à la durée des cycles menstruels d'une femme, qui sont les changements mensuels dans le corps qui préparent une éventuelle grossesse. Les antécédents menstruels peuvent affecter le risque de cancer de l'endomètre en influençant l'exposition de l'endomètre aux œstrogènes et à la progestérone. Certains des aspects des antécédents menstruels qui peuvent augmenter le risque de cancer de l'endomètre sont :

- **Premières règles :**C'est l'âge auquel une fille a ses premières règles. L'âge moyen des premières règles aux États-Unis est de 12,5 ans, mais il peut varier de 8 à 16 ans. Avoir des règles précoces peut augmenter le risque de cancer de l'endomètre en augmentant le nombre de cycles menstruels et l'exposition de l'endomètre aux œstrogènes au cours de la vie. Des études ont montré que pour chaque année d'apparition des premières règles, le risque de cancer de l'endomètre augmente de 2 à 4 %.

- **Ménopause tardive :** C'est l'âge auquel une femme a ses dernières règles. L'âge moyen de la ménopause aux États-Unis est de 51 ans, mais il peut varier de 40 à 60 ans. Une ménopause tardive peut augmenter le risque de cancer de l'endomètre en augmentant le nombre de cycles menstruels et l'exposition de l'endomètre aux œstrogènes au cours de la vie. Des études ont montré que chaque année après la ménopause, le risque de cancer de l'endomètre augmente de 2 à 3 %.

- **Ne jamais être enceinte :** C'est la condition pour ne jamais avoir de grossesse à terme. La grossesse peut réduire le risque de cancer de l'endomètre en réduisant le nombre de cycles menstruels et l'exposition de l'endomètre aux œstrogènes. La grossesse peut également entraîner des modifications de l'endomètre qui le rendent moins susceptible de développer un cancer. Des études ont montré que les femmes qui n'ont jamais été enceintes courent un risque 2 à 3 fois plus élevé de cancer de l'endomètre que les femmes qui ont eu au moins une grossesse à terme.

- **Infertilité:** C'est la condition pour ne pas pouvoir tomber enceinte après avoir essayé pendant au moins un an. L'infertilité peut augmenter le risque de cancer de l'endomètre en affectant les niveaux d'hormones dans le corps, en particulier les œstrogènes et la progestérone. Divers facteurs, tels que des problèmes d'ovulation, le syndrome des ovaires polykystiques, l'endométriose, une maladie inflammatoire pelvienne ou une obstruction des trompes, peuvent provoquer l'infertilité. Certains de ces facteurs peuvent également augmenter à eux seuls le risque de cancer de l'endomètre. L'infertilité peut également empêcher une grossesse, ce qui peut réduire le risque de cancer de l'endomètre.

L'impact des antécédents menstruels sur le risque de cancer de l'endomètre peut être réduit en modifiant certains des facteurs qui affectent l'équilibre hormonal et la croissance de l'endomètre. Par exemple, la prise de contraceptifs oraux (pilule contraceptive) peut réduire le risque de cancer de l'endomètre en supprimant l'ovulation et en réduisant les niveaux d'œstrogène et de progestérone dans le corps. Les contraceptifs oraux peuvent également réguler les cycles menstruels et prévenir les saignements anormaux.

Des études ont montré que les femmes qui utilisent des contraceptifs oraux ont un risque de cancer de l'endomètre de 30 à 50 % inférieur à celui des femmes qui ne les utilisent pas, et que l'effet protecteur dure au moins 10 ans après l'arrêt de l'utilisation. Cependant, les contraceptifs oraux peuvent également avoir des effets secondaires et des risques, tels que des caillots sanguins, des accidents vasculaires cérébraux et le cancer du sein.

Ils doivent donc être utilisés avec prudence et sous surveillance médicale.

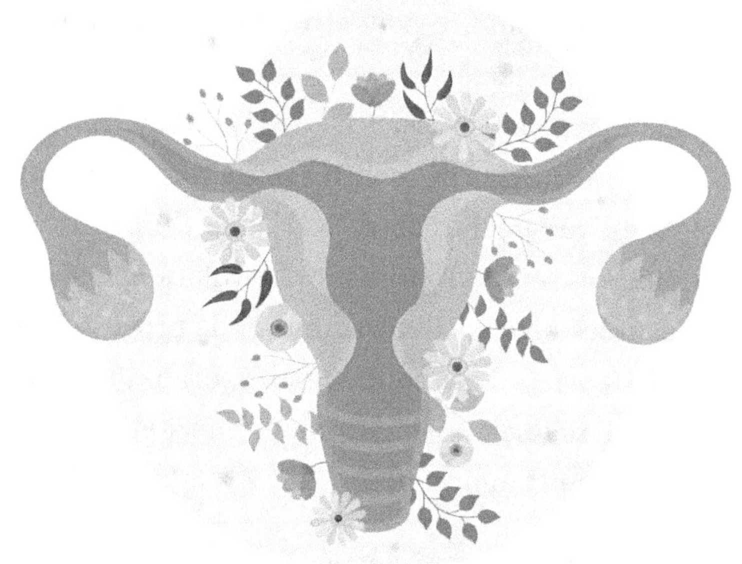

# Chapitre 3

# Reconnaître les symptômes

## Symptômes courants du cancer de l'endomètre

L'une des étapes les plus importantes dans la prévention et le traitement du cancer de l'endomètre consiste à reconnaître ses symptômes et à consulter un médecin dès que possible. Le cancer de l'endomètre peut provoquer divers signes et symptômes, selon le stade et le type du cancer ainsi que les caractéristiques individuelles de la patiente. Cependant, certains symptômes sont plus fréquents et plus susceptibles que d'autres d'indiquer un cancer de l'endomètre. Ces symptômes courants sont :

- **Saignements ou pertes vaginales anormales :** Il s'agit du symptôme le plus courant du cancer de l'endomètre et il survient dans environ 90 % des cas. Les saignements ou écoulements anormaux peuvent inclure des saignements entre les règles, des saignements après la ménopause, des saignements après un rapport sexuel, des saignements ou des écoulements aqueux ou teintés de sang. Le saignement ou l'écoulement peut être léger ou abondant, variant en couleur, consistance et odeur. Tout saignement ou écoulement vaginal anormal doit être signalé à un médecin, surtout s'il persiste ou s'aggrave.

- **Douleur ou pression pelvienne :** Il s'agit d'un symptôme moins courant du cancer de l'endomètre et il survient dans environ 10 à 20 % des cas. La douleur ou la pression pelvienne peut inclure des crampes, des douleurs ou un inconfort dans le bas de l'abdomen, le dos ou les jambes. La douleur ou la pression peut être constante ou intermittente, variant en intensité et en localisation. La croissance de la tumeur peut provoquer des douleurs ou une pression pelvienne, l'invasion des tissus environnants ou la propagation du cancer à d'autres organes. Un médecin doit évaluer une douleur ou une pression pelvienne sévère, persistante ou inexpliquée.

- **Difficulté à uriner ou à déféquer :** Il s'agit d'un symptôme rare du cancer de l'endomètre et il survient dans moins de 5 % des cas. La difficulté à uriner ou à déféquer peut inclure des douleurs, des brûlures, une urgence, une fréquence, une incontinence ou une obstruction de l'urine ou des selles. La difficulté à uriner ou à déféquer peut être causée par la compression ou l'invasion de la vessie, des uretères, du rectum ou de l'anus par la tumeur ou les cellules cancéreuses. Les difficultés à uriner ou à déféquer qui sont graves, persistantes ou inexpliquées doivent être vérifiées par un médecin.

Ce sont quelques-uns des symptômes courants du cancer de l'endomètre, mais ils ne sont pas spécifiques à cette maladie. D'autres conditions, telles que des infections, des changements hormonaux, des fibromes, des polypes ou d'autres cancers, peuvent également en être la cause.

## Quand consulter un médecin

Le cancer de l'endomètre peut être traité avec succès s'il est détecté tôt, mais il peut également entraîner de graves complications et la mort s'il n'est pas traité ou est diagnostiqué tardivement. Savoir quand demander une évaluation médicale en cas de symptômes potentiels du cancer de l'endomètre peut faire une différence cruciale dans un diagnostic précoce et des résultats plus positifs. N'ignorez pas les changements inquiétants.

Contactez votre médecin rapidement si vous ressentez :

- Saignements vaginaux après la ménopause. Tout saignement postménopausique nécessite des soins médicaux immédiats pour exclure un cancer de l'endomètre. Environ 90 % des femmes ayant reçu un diagnostic de cancer de l'endomètre ont signalé comme symptôme des saignements vaginaux après la ménopause. Cela ne doit pas être considéré comme normal ou inoffensif.

- Saignements menstruels abondants ou prolongés avant la ménopause. Un saignement durant plus de 7 jours ou un trempage dans une serviette ou un tampon toutes les heures pendant plusieurs heures méritent une évaluation.

- Douleur pelvienne qui persiste. De légères douleurs pelviennes intermittentes peuvent survenir pendant le cycle menstruel. Cependant, une douleur ou une pression pelvienne constante qui dure des semaines nécessite une évaluation médicale. Les douleurs irradiant vers les cuisses ou le bas du dos sont également préoccupantes.

- Perte de poids inexpliquée. Perdre du poids sans essayer pourrait refléter les changements hormonaux dus au cancer de l'endomètre. Une perte d'appétit et une modification des niveaux d'énergie peuvent accompagner la perte de poids.

- Écoulement inhabituel et persistant. Les écoulements aqueux, teintés de sang ou nauséabonds qui diffèrent de vos sécrétions habituelles doivent être examinés.

- Rapports sexuels douloureux. Consultez des soins si vous ressentez régulièrement des douleurs qui ne se produisaient pas auparavant pendant les rapports sexuels.
- Difficulté à uriner. L'effort, les mictions fréquentes, l'incapacité de vider la vessie et d'autres symptômes urinaires justifient une évaluation. Le sang dans les urines nécessite une attention immédiate.

Même si les symptômes semblent mineurs au début, ne tardez pas à consulter. Les symptômes qui persistent 2 à 3 semaines sans amélioration nécessitent une prise de rendez-vous. Plus tôt les anomalies de l'endomètre seront détectées, mieux ce sera.

Soyez prêt à partager des détails sur vos symptômes, votre cycle menstruel, vos antécédents médicaux et familiaux avec votre médecin. Ils détermineront les prochaines étapes, qui peuvent inclure une échographie, une biopsie ou d'autres tests pour établir un diagnostic et élaborer un plan de traitement approprié.

Plus tôt vous consulterez un médecin pour un cancer de l'endomètre, meilleures seront vos chances de survie et de guérison. Ne tardez pas et n'hésitez pas à contacter votre médecin si vous avez des inquiétudes ou des questions concernant votre santé et votre bien-être.

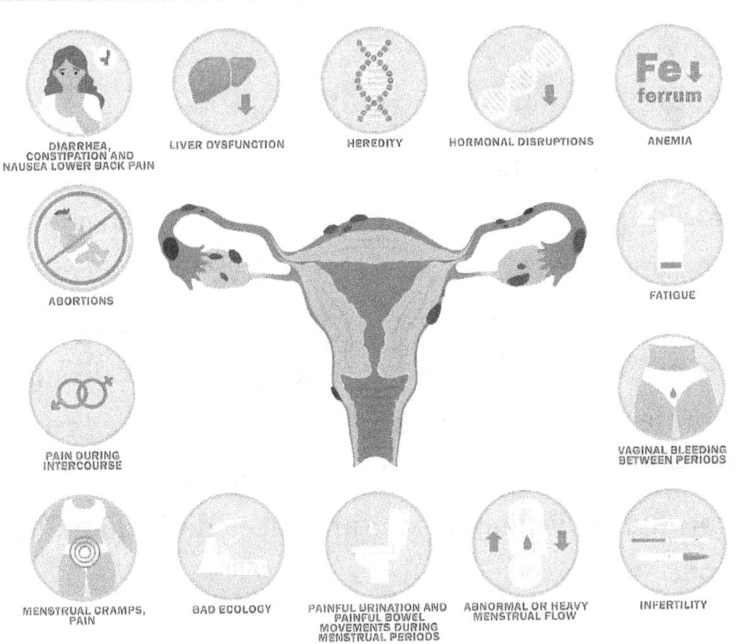

## Chapitre 4

# Diagnostic et tests du cancer de l'endomètre

## Tests et procédures de diagnostic

Dans cette section, nous discuterons des tests et procédures de diagnostic utilisés pour détecter et confirmer le cancer de l'endomètre et déterminer son stade, son grade, son type et son emplacement. Ces tests et procédures peuvent aider les médecins à planifier le meilleur traitement et à prédire le résultat pour chaque patient. Certains des tests et procédures de diagnostic du cancer de l'endomètre sont :

- **Examen pelvien:** Un examen pelvien est un examen physique des organes reproducteurs.

Cela se fait souvent lors d'un examen régulier ; cependant, cela peut être nécessaire si vous présentez des symptômes de cancer de l'endomètre, tels que des saignements ou des écoulements vaginaux anormaux, des douleurs ou une pression pelviennes ou des difficultés à uriner ou à déféquer. Au cours de l'examen, un médecin ou une infirmière inspecte soigneusement les organes génitaux externes, insère deux doigts dans le vagin et appuie sur l'abdomen pour palper l'utérus et les ovaires, et insère un appareil appelé spéculum dans le vagin pour rechercher des signes de cancer ou d'autres problèmes au niveau du col de l'utérus et de l'endomètre.

- **Ultrason:** L'échographie est un test d'imagerie qui utilise des ondes sonores pour créer des images de l'intérieur du corps. Cela peut aider les médecins à voir la taille, la forme et la structure de l'utérus, des ovaires et des trompes de Fallope et à rechercher toute masse ou anomalie. Deux types d'échographie peuvent être utilisés pour le cancer de l'endomètre : l'échographie transvaginale et l'échographie par perfusion de solution saline.

Une échographie transvaginale consiste à insérer dans le vagin un appareil en forme de baguette appelé transducteur, qui émet des ondes sonores et capte les échos lorsqu'ils rebondissent sur les organes. Une échographie par perfusion de solution saline consiste à injecter de l'eau salée (solution saline) dans l'utérus avant l'échographie, ce qui aide les médecins à voir plus clairement la muqueuse de l'endomètre.

- **Biopsie de l'endomètre :** Une biopsie de l'endomètre est une procédure qui consiste à prélever un petit échantillon de tissu de l'endomètre, la muqueuse de l'utérus. L'échantillon est ensuite envoyé à un laboratoire et examiné au microscope à la recherche de cellules cancéreuses. Une biopsie de l'endomètre peut être effectuée dans un cabinet médical à l'aide d'un tube fin et flexible appelé pipelle qui est inséré dans le col de l'utérus et dans l'utérus. Le tube est ensuite déplacé d'avant en arrière pour collecter les tissus. Une biopsie de l'endomètre peut provoquer des crampes, des saignements ou des microrragies, mais elle est généralement bien tolérée par la plupart des femmes.

- **Dilatation et curetage (D&C) :** Un D&C est une procédure qui consiste à gratter ou à aspirer les tissus de l'intérieur de l'utérus. Elle se fait généralement dans un hôpital ou une clinique, sous anesthésie générale ou locale. Un D&C peut être nécessaire si une biopsie de l'endomètre ne fournit pas suffisamment de tissu pour le test ou si les résultats de la biopsie ne sont pas clairs. Un D&C peut également aider à traiter certaines affections provoquant des saignements anormaux, telles que des polypes ou des fibromes. Un D&C peut provoquer des saignements, des crampes ou un inconfort, mais il est généralement sûr et efficace.

- **Hystéroscopie :** Une hystéroscopie est une procédure qui consiste à utiliser un tube fin, flexible et éclairé appelé hystéroscope pour examiner l'intérieur de l'utérus. L'hystéroscope est inséré à travers le vagin et le col de l'utérus et dans l'utérus, et une lentille sur l'hystéroscope permet au médecin de voir l'endomètre et la cavité utérine. Une hystéroscopie peut aider à diagnostiquer le cancer de l'endomètre, ainsi que d'autres affections affectant l'utérus, telles que les polypes, les fibromes ou les adhérences. Une hystéroscopie peut également réaliser une biopsie ou une D&C si nécessaire. Une hystéroscopie peut provoquer des saignements, des crampes ou une infection, mais elle est généralement sûre et bien tolérée par la plupart des femmes.

- **Tests d'imagerie :** Les tests d'imagerie utilisent différentes méthodes pour créer des images de l'intérieur du corps. Ils peuvent aider les médecins à évaluer l'étendue et la propagation du cancer de l'endomètre et à planifier le meilleur traitement pour chaque patiente. Certains des tests d'imagerie qui peuvent être utilisés pour le cancer de l'endomètre sont la radiographie pulmonaire, la tomodensitométrie (TDM), l'imagerie par résonance magnétique (IRM) et la tomographie par émission de positons (TEP). Une radiographie pulmonaire utilise les rayons X pour créer des images de la poitrine et des poumons et peut aider à détecter si le cancer de l'endomètre s'est propagé à ces organes. Un scanner utilise des rayons X et un ordinateur pour créer des images transversales détaillées du corps. Il peut aider à montrer la taille et l'emplacement du cancer de l'endomètre et s'il s'est propagé aux organes ou aux ganglions lymphatiques voisins.

Les examens IRM utilisent des ondes radio et un puissant aimant pour créer des images corporelles détaillées. Cela peut aider à montrer la profondeur et l'étendue du cancer de l'endomètre et s'il a envahi la couche musculaire de l'utérus ou les tissus environnants. Un TEP utilise une substance radioactive appelée traceur qui est injectée dans le sang et une caméra spéciale pour créer des images du corps.

Cela peut aider à montrer à quel point les cellules cancéreuses de l'endomètre sont actives et si elles se sont propagées à des organes ou des ganglions lymphatiques distants. Ces tests d'imagerie peuvent provoquer une gêne, des réactions allergiques ou une exposition aux radiations, mais ils sont généralement sûrs et précis.

## Comprendre votre diagnostic

Après avoir subi les tests et procédures de diagnostic du cancer de l'endomètre, votre médecin vous expliquera les résultats et ce qu'ils signifient pour votre état et votre traitement. Comprendre votre diagnostic peut vous aider à prendre des décisions éclairées concernant votre santé et votre bien-être. Dans ce sous-chapitre, nous discuterons de certains des aspects clés de votre diagnostic, tels que le stade, le grade, le type et l'emplacement de votre cancer de l'endomètre et comment ils affectent votre pronostic et vos options de traitement.

### Scène

Le stade du cancer de l'endomètre décrit dans quelle mesure le cancer s'est propagé à partir de son site d'origine dans l'endomètre, la muqueuse de l'utérus. Le stade du cancer de l'endomètre est déterminé par les résultats de la biopsie, des tests d'imagerie et parfois de la chirurgie. Le stade du cancer de l'endomètre est l'un des facteurs les plus importants qui affectent votre pronostic et votre plan de traitement.

Le système le plus couramment utilisé pour stadifier le cancer de l'endomètre est le système TNM, qui signifie tumeur, ganglion et métastase. Le système TNM attribue un numéro ou une lettre à chacune des trois catégories en fonction de la taille et de l'étendue de la tumeur, de l'implication des ganglions lymphatiques et de la propagation du cancer à d'autres parties du corps. Le système TNM combine également ces catégories en quatre étapes principales, du stade I au stade IV, avec quelques sous-étapes. Plus le stade est élevé, plus le cancer est avancé.

Ce qui suit est un résumé du système TNM et des stades du cancer de l'endomètre :

- **<u>Tumeur (T)</u> :** La catégorie de tumeur décrit la taille et l'étendue de la tumeur primitive de l'utérus. Il est divisé en quatre sous-catégories, de T1 à T4, avec quelques subdivisions supplémentaires. Plus le nombre T est élevé, plus la tumeur est grosse ou profonde.

- **T1 :** La tumeur est confinée à l'endomètre ou à la moitié interne de la couche musculaire de l'utérus (myomètre). Il est ensuite divisé en :

  1. **T1a :** La tumeur est limitée à l'endomètre ou envahit moins de la moitié du myomètre.

  2. **T1b :** La tumeur envahit plus de la moitié du myomètre.

- **T2 :** La tumeur envahit la moitié externe du myomètre mais n'atteint pas la surface externe de l'utérus (séreuse) ni les tissus autour de l'utérus (annexes).

- **T3 :** La tumeur envahit la séreuse, les annexes ou les deux. Il est ensuite divisé en :

  1. **T3a :** La tumeur envahit la couche externe de l'utérus, la séreuse.

  2. **T3b :** La tumeur envahit les annexes, les tissus autour de l'utérus, comme les ovaires, les trompes de Fallope ou les ligaments.

- ○ **T4 :** La tumeur envahit la vessie, le rectum ou les deux ou se développe en dehors du bassin.

- **<u>Nœud (N) :</u>** La catégorie des ganglions décrit l'implication des ganglions lymphatiques régionaux. Ces petits organes en forme de haricot filtrent et drainent le liquide lymphatique et aident à combattre les infections et les maladies. Les ganglions lymphatiques proches de l'utérus sont appelés ganglions lymphatiques pelviens et para-aortiques. La catégorie de nœuds est divisée en deux sous-catégories, N0 et N1, avec quelques subdivisions supplémentaires. Plus le nombre N est élevé, plus les ganglions lymphatiques sont touchés.

  - ○ **N0 :** Aucun ganglion lymphatique régional n'est impliqué.

  - ○ **N1 :** Les ganglions lymphatiques régionaux sont impliqués. Il est ensuite divisé en :

    1. **N1a :** Seuls les ganglions lymphatiques pelviens sont concernés.

2. **N1b :**Seuls les ganglions lymphatiques para-aortiques sont concernés.

3. **N1c :** Les ganglions lymphatiques pelviens et para-aortiques sont touchés.

- **<u>Métastase (M) :</u>** La catégorie des métastases décrit la propagation du cancer à des parties éloignées du corps, telles que les poumons, le foie, les os ou le cerveau. La catégorie métastases est divisée en deux sous-catégories, M0 et M1. Plus le nombre M est élevé, plus les organes éloignés sont touchés.

  - **M0 :** Aucune métastase à distance n'est retrouvée.

  - **M1 :** Des métastases à distance sont trouvées.

Les catégories TNM sont ensuite regroupées en quatre étapes principales, du stade I au stade IV, avec quelques sous-étapes. Ce qui suit est un résumé des stades du cancer de l'endomètre et de leurs définitions :

- <u>**Étape I :**</u> Le cancer est confiné à l'utérus. Il est ensuite divisé en :
  - **Stage IA:** Le cancer est limité à l'endomètre ou envahit moins de la moitié du myomètre, et aucun ganglion lymphatique n'est impliqué (T1a N0 M0).
  - **Stade IB :** Le cancer envahit plus de la moitié du myomètre et aucun ganglion lymphatique n'est impliqué (T1b N0 M0).

- <u>**Étape II :**</u> Le cancer envahit la moitié externe du myomètre mais n'atteint ni la séreuse, ni les annexes, ni les ganglions lymphatiques (T2 N0 M0).

- <u>**Stade III :**</u> Le cancer envahit la séreuse, les annexes, les ganglions lymphatiques ou la totalité d'entre eux mais ne se propage pas aux organes distants. Il est ensuite divisé en :
  - **Stade IIIA :** Le cancer envahit la séreuse et aucun ganglion lymphatique n'est atteint (T3a N0 M0).

- ○ **Stade IIIB :** Le cancer envahit les annexes et aucun ganglion lymphatique n'est impliqué (T3b No Mo).

- ○ **Stade IIIC :** Le cancer envahit les ganglions lymphatiques pelviens et para-aortiques, quelle que soit l'étendue de la tumeur dans l'utérus (T1-T3 N1 Mo). Il est ensuite divisé en :

  1. **Stade IIIC1 :** Le cancer envahit uniquement les ganglions lymphatiques pelviens (T1-T3 N1a Mo).

  2. **Stade IIIC2 :** Le cancer envahit les ganglions lymphatiques para-aortiques, avec ou sans atteinte ganglionnaire pelvienne (T1-T3 N1b-N1c Mo).

- **<u>Stade IV :</u>** Le cancer envahit la vessie, le rectum, ou les deux, se développe en dehors du bassin ou se propage à des organes distants. Il est ensuite divisé en :

- o **Stade IVA :** Le cancer envahit la vessie, le rectum ou les deux (T4 No-N1 Mo).
- o **Stade IVB :** Le cancer se développe en dehors du bassin et se propage à des organes distants (Any T Any N M1).

Le stade du cancer de l'endomètre peut affecter votre pronostic et vos options de traitement. En général, plus le stade est précoce, meilleur est le pronostic et plus les options de traitement sont nombreuses. Plus le stade est avancé, plus le pronostic est mauvais et moins les options de traitement disponibles sont rares.

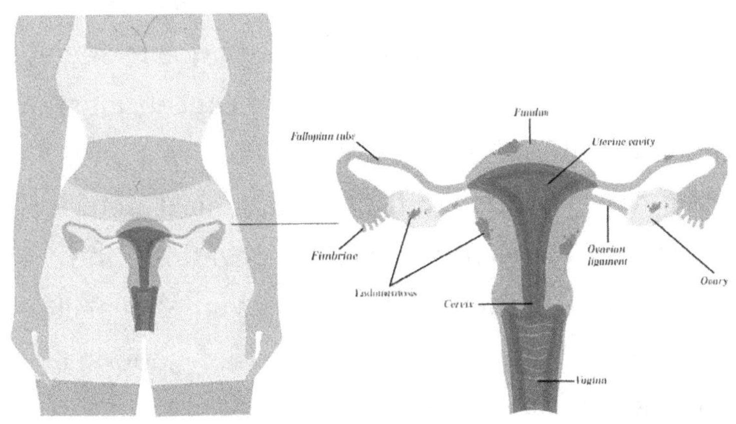

# Chapitre 5

# Options de traitement

## Aperçu des options de traitement disponibles

Les options de traitement du cancer de l'endomètre dépendent de plusieurs facteurs, tels que le stade, le grade, le type et la localisation du cancer, ainsi que l'âge, la santé et les préférences de la patiente. Les principaux objectifs du traitement sont d'éliminer le cancer, d'empêcher sa propagation ou sa réapparition et de soulager les symptômes et les effets secondaires. Les principales options de traitement du cancer de l'endomètre sont :

- La chirurgie est le premier et le plus courant traitement du cancer de l'endomètre. Elle implique l'ablation de l'utérus, du col de l'utérus, des trompes de Fallope et des ovaires, ce qu'on appelle une hystérectomie totale et une salpingo-ovariectomie bilatérale (TH/BSO). Parfois, les ganglions lymphatiques proches de l'utérus sont également retirés et testés pour détecter la propagation du cancer, ce que l'on appelle dissection ou prélèvement des ganglions lymphatiques pelviens et para-aortiques (LND). La chirurgie peut guérir le cancer de l'endomètre s'il se limite à l'utérus. Cependant, cela signifie également que la patiente ne peut plus tomber enceinte ni avoir ses règles. La chirurgie peut également entraîner certaines complications, telles que des saignements, des infections ou des lésions des organes voisins.

- La radiothérapie utilise des rayons ou des particules à haute énergie pour tuer les cellules cancéreuses ou empêcher leur croissance. Il peut être administré en externe, par un appareil qui dirige le rayonnement vers le bassin, ou en interne, en plaçant des sources radioactives à l'intérieur du vagin ou de l'utérus, ce qu'on appelle la curiethérapie. La radiothérapie peut être utilisée avant la chirurgie pour réduire la tumeur, après la chirurgie pour tuer les cellules cancéreuses restantes, ou à la place de la chirurgie pour les patients qui ne peuvent pas ou ne veulent pas subir de chirurgie. La radiothérapie peut également aider à soulager les symptômes du cancer de l'endomètre avancé ou récurrent, tels que les saignements ou la douleur. La radiothérapie peut provoquer certains effets secondaires, tels qu'une irritation cutanée, de la fatigue, des nausées, de la diarrhée ou des problèmes de vessie.

- La chimiothérapie utilise des médicaments pour tuer ou empêcher la division des cellules cancéreuses. Il peut être administré par voie orale, par injection ou par perfusion dans une veine. La chimiothérapie peut être utilisée après une intervention chirurgicale pour réduire le risque de récidive, en particulier chez les patientes atteintes d'un cancer de l'endomètre à haut risque ou avancé. Il peut également être utilisé chez les patients qui ne peuvent pas subir de chirurgie ou de radiothérapie ou chez les patients dont le cancer s'est propagé à des organes distants ou est réapparu après un traitement initial. La chimiothérapie peut provoquer certains effets secondaires, tels qu'une perte de cheveux, des plaies dans la bouche, une perte d'appétit, des vomissements, un faible nombre de cellules sanguines ou des lésions nerveuses.

- L'hormonothérapie utilise des médicaments pour bloquer ou réduire les niveaux d'hormones, telles que les œstrogènes et la progestérone, qui peuvent stimuler la croissance de certains types de cancer de l'endomètre. Il peut être administré par voie orale, par injection ou par implant. L'hormonothérapie peut être utilisée avant une intervention chirurgicale pour réduire la tumeur, en particulier chez les patientes jeunes qui souhaitent préserver leur fertilité, ou après une intervention chirurgicale pour réduire le risque de récidive, en particulier chez les patientes présentant un cancer de l'endomètre à faible risque ou à un stade précoce. Il peut également être utilisé pour les patients qui ne peuvent pas subir de chirurgie, de radiothérapie ou de chimiothérapie ou pour les patients dont le cancer s'est propagé à des organes distants ou est réapparu après un traitement initial. L'hormonothérapie peut provoquer certains effets secondaires, tels qu'une prise de poids, une rétention d'eau, des bouffées de chaleur, une sécheresse vaginale ou des changements d'humeur.

- La thérapie ciblée utilise des médicaments pour cibler des molécules ou des voies spécifiques impliquées dans la croissance et la survie des cellules cancéreuses. Il peut être administré par voie orale, par injection ou par perfusion dans une veine. Une thérapie ciblée peut être utilisée pour les patientes atteintes d'un cancer de l'endomètre avancé ou récurrent qui présente une certaine mutation génétique ou un certain biomarqueur, tel qu'un déficit de réparation des mésappariements (dMMR), une instabilité élevée des microsatellites (MSI-H) ou un ligand mortel programmé 1 (PD- L1). Une thérapie ciblée peut être plus efficace que la chimiothérapie ou l'hormonothérapie pour certains patients. Cela peut provoquer moins d'effets secondaires ou différents, tels qu'une éruption cutanée, de la diarrhée ou des problèmes de foie.

Ce sont quelques-unes des principales options de traitement du cancer de l'endomètre, mais ce ne sont pas les seules. D'autres options de traitement peuvent inclure l'immunothérapie, qui utilise des médicaments pour renforcer le système immunitaire afin de lutter contre le cancer, ou les essais cliniques, qui sont des études de recherche testant des traitements nouveaux ou expérimentaux. La meilleure option de traitement pour chaque patient dépend de sa situation et de ses préférences.

## Chirurgie

La chirurgie est la principale option de traitement pour la plupart des cas de cancer de l'endomètre. Il s'agit de retirer l'utérus et d'autres organes reproducteurs, ainsi que les ganglions lymphatiques proches de l'utérus, pour éliminer le cancer et empêcher sa propagation. Le type et l'étendue de la chirurgie dépendent du stade, du grade, du type et de la localisation du cancer, ainsi que de l'âge, de l'état de santé et des préférences du patient. Ici, nous discuterons des différents types de chirurgie pour le cancer de l'endomètre ainsi que de leurs avantages et risques.

### Hystérectomie

Une hystérectomie est une opération qui consiste à retirer l'utérus et le col de l'utérus. Il s'agit de l'intervention chirurgicale la plus courante pour le cancer de l'endomètre et elle peut guérir le cancer s'il est confiné à l'utérus. Une hystérectomie peut être réalisée différemment, selon la situation et les préférences du chirurgien. Les principaux types d'hystérectomie sont :

- **Hystérectomie abdominale :** L'utérus et le col de l'utérus sont retirés par une grande coupure (incision) dans le bas de l'abdomen (ventre). Ce type d'hystérectomie permet au chirurgien de voir et de retirer plus facilement l'utérus et d'autres organes. Cependant, le temps de récupération est également plus long et les complications sont plus nombreuses que les autres types d'hystérectomie.

- **Hystérectomie vaginale :** L'utérus et le col sont retirés par le vagin sans pratiquer d'incision dans l'abdomen. Ce type d'hystérectomie entraîne un temps de récupération plus court et moins de complications qu'une hystérectomie abdominale. Cependant, il peut ne pas convenir aux patients présentant de grosses tumeurs ou un cancer avancé, car le chirurgien a moins d'accès et de visibilité aux organes pelviens.

- **Hystérectomie laparoscopique :** L'utérus et le col de l'utérus sont retirés par plusieurs petites incisions pratiquées dans l'abdomen à l'aide d'un tube fin et flexible équipé d'une caméra lumineuse (laparoscope) et d'instruments spéciaux. Ce type d'hystérectomie présente les avantages d'une hystérectomie abdominale et vaginale, car il permet au chirurgien de voir et de retirer l'utérus et d'autres organes plus précisément tout en ayant un temps de récupération plus court et moins de complications qu'une hystérectomie abdominale.

Une hystérectomie peut être simple ou radicale, en fonction de la quantité de tissus et d'organes environnants retirée, ainsi que de l'utérus et du col de l'utérus. Une simple hystérectomie enlève uniquement l'utérus et le col de l'utérus. En revanche, une hystérectomie radicale enlève tout l'utérus, les tissus adjacents à l'utérus (paramètres et ligaments utéro-sacrés) et la partie supérieure du vagin (à côté du col).

Une hystérectomie radicale est généralement pratiquée chez les patientes atteintes d'un cancer de l'endomètre avancé ou agressif, car elle peut éliminer davantage de cellules cancéreuses et réduire le risque de récidive. Une hystérectomie peut également être combinée à d'autres procédures, telles que :

- **Salpingo-ovariectomie bilatérale (BSO) :** Retrait des trompes de Fallope et des ovaires. Ceci est généralement effectué pour la plupart des patientes atteintes d'un cancer de l'endomètre, car cela peut réduire les niveaux d'hormones qui peuvent stimuler la croissance de certains types de cancer de l'endomètre et également prévenir le cancer de l'ovaire, qui est un autre cancer courant des organes reproducteurs féminins.

- **Dissection ou prélèvement des ganglions lymphatiques :** L'ablation de tout ou partie des ganglions lymphatiques du bassin et autour de l'aorte, les petits organes en forme de haricot qui filtrent et drainent le liquide lymphatique et aident à combattre les infections et les maladies. Ceci est fait pour vérifier si le cancer s'est propagé aux ganglions lymphatiques et pour éliminer toutes les cellules cancéreuses qui pourraient s'y trouver. Le curage ganglionnaire enlève plus de ganglions lymphatiques que le prélèvement de ganglions lymphatiques. Cependant, il présente également un risque plus élevé de complications, telles que le lymphœdème (gonflement des jambes dû à une accumulation de liquide).

- **Lavages pelviens :** La collection de liquide du bassin est ensuite envoyée à un laboratoire et examinée à la recherche de cellules cancéreuses. Ceci est fait pour vérifier si le cancer s'est propagé à la cavité pelvienne et pour éliminer toutes les cellules cancéreuses qui pourraient se trouver dans le liquide.

- **Omentectomie :** L'ablation de l'omentum, une couche de tissu adipeux recouvrant et protégeant les organes abdominaux. Ceci est fait pour vérifier si le cancer s'est propagé à l'omentum et pour éliminer toutes les cellules cancéreuses qui pourraient s'y trouver.

- **Biopsies péritonéales :** Le prélèvement de petits échantillons de tissus de la muqueuse péritoine de la cavité abdominale. Ceci est fait pour vérifier si le cancer s'est propagé au péritoine et pour éliminer toutes les cellules cancéreuses qui pourraient s'y trouver.

Les avantages d'une hystérectomie pour le cancer de l'endomètre sont :

- Il peut guérir le cancer s'il est confiné à l'utérus ou améliorer les chances de guérison s'il est associé à d'autres traitements, comme la radiothérapie ou la chimiothérapie.

- Il peut empêcher le cancer de se propager ou de réapparaître ou ralentir sa croissance s'il s'est déjà propagé.

- Il peut soulager les symptômes du cancer de l'endomètre, tels que des saignements anormaux, des douleurs ou une pression.

Les risques d'une hystérectomie pour le cancer de l'endomètre sont :

- Cela peut entraîner des complications, telles que des saignements, des infections, des lésions des organes voisins, des caillots sanguins ou des problèmes d'anesthésie.
- Cela peut provoquer des effets secondaires, tels que la ménopause, l'infertilité, un dysfonctionnement sexuel, l'incontinence urinaire ou des problèmes intestinaux.
- Cela peut affecter la qualité de vie, comme le bien-être émotionnel, social et psychologique du patient.

## Chirurgie de réduction

La chirurgie de réduction est une opération qui élimine autant de cancer que possible, mais pas la totalité. Elle est généralement pratiquée chez les patientes atteintes d'un cancer de l'endomètre avancé ou récurrent qui s'est propagé dans tout le bassin et l'abdomen (ventre) et ne peut être éradiqué par la chirurgie. La chirurgie de réduction peut être réalisée de différentes manières, selon la situation et les préférences du chirurgien. Les principaux types de chirurgie de réduction sont :

- **Chirurgie cytoréductrice :** L'ablation de l'utérus, du col de l'utérus, des trompes de Fallope, des ovaires, des ganglions lymphatiques, de l'omentum et de tout autre organe ou tissu affecté par le cancer, comme la vessie, le rectum, le foie, la rate ou les intestins. Ce type de chirurgie de réduction vise à éliminer autant de cancer que possible, ne laissant derrière lui que de petites zones de cancer qui ne peuvent être vues ou ressenties par le chirurgien.

- **Chirurgie palliative :** L'élimination uniquement des parties du cancer qui provoquent des symptômes, tels que des saignements, des douleurs ou une obstruction de l'urine ou des selles. Ce type de chirurgie de réduction vise à améliorer la qualité de vie du patient mais pas à guérir le cancer.

La chirurgie de réduction peut également être combinée à d'autres traitements, tels que la chimiothérapie, la radiothérapie, l'hormonothérapie ou la thérapie ciblée, pour tuer toutes les cellules cancéreuses restantes et empêcher ou retarder la croissance ou la propagation du cancer. Les avantages de la chirurgie de réduction du cancer de l'endomètre sont :

- Elle peut améliorer l'efficacité d'autres traitements, comme la chimiothérapie, la radiothérapie, l'hormonothérapie ou la thérapie ciblée, en réduisant le cancer qu'ils doivent cibler.
- Cela peut améliorer les chances de survie ou prolonger la durée de survie en ralentissant la croissance et la propagation du cancer.
- Il peut soulager les symptômes du cancer de l'endomètre, tels que les saignements, la douleur ou la pression.

Les risques de la chirurgie de réduction du cancer de l'endomètre sont :

- Cela peut entraîner des complications, telles que des saignements, des infections, des lésions des organes voisins, des caillots sanguins ou des problèmes d'anesthésie.

- Cela peut provoquer des effets secondaires, tels que la ménopause, l'infertilité, un dysfonctionnement sexuel, l'incontinence urinaire, des problèmes intestinaux ou des problèmes nutritionnels.
- Cela peut affecter la qualité de vie, comme le bien-être émotionnel, social et psychologique du patient.

## Chirurgie préservant la fertilité

La chirurgie préservant la fertilité est une opération qui préserve la capacité de tomber enceinte à l'avenir en enlevant uniquement la partie de l'utérus qui contient le cancer et en laissant intact le reste de l'utérus, du col de l'utérus, des trompes de Fallope et des ovaires. On l'appelle aussi chirurgie conservatrice ou trachélectomie radicale.

Cela s'adresse uniquement aux jeunes femmes atteintes d'un cancer de l'endomètre à un stade précoce et de bas grade, qui souhaitent toujours avoir des enfants et qui ne présentent aucun autre facteur de risque ou problème médical qui les empêcherait de réussir leur grossesse. La chirurgie préservant la fertilité peut être réalisée de différentes manières, selon la situation et les préférences du chirurgien. Les principaux types de chirurgie préservant la fertilité sont :

- **Résection hystéroscopique :** L'ablation de l'endomètre et de la tumeur par le vagin à l'aide d'un tube fin et flexible doté d'une lumière et d'une caméra (hystéroscope) et d'instruments spéciaux. Ce type de chirurgie préservant la fertilité convient aux patientes présentant des tumeurs petites et superficielles qui n'envahissent pas la couche musculaire de l'utérus (myomètre).

- **Hystérectomie vaginale assistée par laparoscopie (LAVH) :** L'ablation de la partie supérieure de l'utérus et de la tumeur par le vagin à l'aide d'un laparoscope et d'instruments spéciaux. La partie inférieure de l'utérus et le col sont laissés en place. Ce type de chirurgie préservant la fertilité convient aux patientes présentant des tumeurs plus étendues ou plus profondes qui envahissent le myomètre mais pas le col de l'utérus.

La chirurgie préservant la fertilité peut également être associée à d'autres traitements, tels que l'hormonothérapie, pour réduire la tumeur avant l'intervention chirurgicale ou pour réduire le risque de récidive après l'intervention chirurgicale. L'hormonothérapie utilise des médicaments pour bloquer ou réduire les niveaux d'hormones, telles que les œstrogènes et la progestérone, qui peuvent stimuler la croissance de certains types de cancer de l'endomètre. Il peut être administré par voie orale, par injection ou par implant.

Les avantages de la chirurgie préservant la fertilité pour le cancer de l'endomètre sont les suivants :

- Il peut guérir le cancer s'il est confiné à l'endomètre ou améliorer les chances de guérison s'il est associé à d'autres traitements, comme l'hormonothérapie.
- Cela peut préserver la fertilité et la fonction menstruelle de la patiente, lui permettant ainsi d'avoir des enfants à l'avenir.

Les risques de la chirurgie préservant la fertilité pour le cancer de l'endomètre sont :

- Cela peut entraîner des complications, telles que des saignements, des infections, des lésions des organes voisins ou des problèmes d'anesthésie.

- Cela peut provoquer des effets secondaires, tels que des irrégularités menstruelles, des kystes ovariens ou une ménopause précoce.

- Cela peut augmenter le risque de récidive, car certaines cellules cancéreuses peuvent rester dans l'utérus ou le col de l'utérus ou se développer plus tard en raison d'une stimulation hormonale.

- Cela peut affecter les issues de la grossesse, comme le risque de fausse couche, d'accouchement prématuré ou de césarienne.

La chirurgie préservant la fertilité ne convient pas à toutes les patientes atteintes d'un cancer de l'endomètre et nécessite une sélection minutieuse et un suivi étroit. Il n'est recommandé qu'aux jeunes femmes atteintes d'un cancer de l'endomètre à un stade précoce et de bas grade qui souhaitent toujours avoir des enfants et qui ne présentent aucun autre facteur de risque ou problème médical qui les empêcherait de réussir leur grossesse.

Il est également important de discuter des avantages et des risques de la chirurgie préservant la fertilité avec votre médecin et d'envisager d'autres options pour préserver ou atteindre votre fertilité, comme la congélation d'ovules ou d'embryons, la maternité de substitution ou l'adoption.

## Radiothérapie

La radiothérapie est une option de traitement du cancer de l'endomètre qui utilise des rayons ou des particules à haute énergie pour tuer les cellules cancéreuses ou empêcher leur croissance. Il peut être administré de deux manières : en interne ou en externe. Ici, nous discuterons des différents types de radiothérapie pour le cancer de l'endomètre ainsi que de leurs avantages et risques.

### Radiothérapie interne

La radiothérapie interne, également appelée curiethérapie, consiste à placer des sources radioactives à l'intérieur du corps, à proximité de la tumeur. Le rayonnement affecte principalement la zone où sont placées les sources et cause moins de dommages aux tissus sains environnants. La radiothérapie interne peut être utilisée pour traiter le cancer de l'endomètre confiné à l'utérus ou à la partie supérieure du vagin ou pour renforcer l'effet de la radiothérapie externe.

Il existe deux types de radiothérapie interne pour le cancer de l'endomètre :*faible débit de dose (LDR) et**débit de dose élevé (HDR)*. En curiethérapie LDR, les sources radioactives sont laissées en place pendant plusieurs jours et le patient doit rester à l'hôpital pendant le traitement. En curiethérapie HDR, les sources radioactives sont insérées et retirées en quelques minutes, et le patient peut rentrer chez lui après chaque traitement. Le HDR est plus couramment utilisé que le LDR aux États-Unis.

Les avantages de la radiothérapie interne pour le cancer de l'endomètre sont :

- Il peut délivrer une dose élevée de rayonnement à la tumeur tout en épargnant aux organes voisins, tels que la vessie et le rectum, une exposition excessive aux rayonnements.

- Cela peut améliorer les chances de guérison ou empêcher la récidive du cancer, en particulier lorsqu'il est associé à une radiothérapie externe ou à une intervention chirurgicale.

- Elle peut provoquer moins d'effets secondaires que la radiothérapie externe, comme une irritation cutanée, de la fatigue ou des nausées.

Les risques de la radiothérapie interne pour le cancer de l'endomètre sont :

- Cela peut provoquer une gêne, des saignements ou une infection dans le vagin, le col de l'utérus ou l'utérus, là où sont placées les sources radioactives.

- Cela peut provoquer une certaine sécheresse vaginale, un rétrécissement ou des cicatrices, ce qui peut affecter la fonction sexuelle ou les rapports sexuels.

- Cela peut causer des dommages temporaires ou permanents aux ovaires, ce qui peut affecter la fertilité ou la production d'hormones.

## Radiothérapie externe

La radiothérapie externe, également appelée radiothérapie externe, consiste à utiliser un appareil qui délivre des faisceaux de rayonnement au bassin, là où se trouve la tumeur. Les faisceaux de rayonnement peuvent être façonnés et ajustés pour correspondre à la taille et à la forme de la tumeur et pour éviter les tissus sains voisins. La radiothérapie externe peut être utilisée pour traiter le cancer de l'endomètre qui s'est propagé au-delà de l'utérus ou pour réduire le risque de récidive après une intervention chirurgicale.

Il existe différents types de radiothérapie externe pour le cancer de l'endomètre, tels que*Radiothérapie conformationnelle tridimensionnelle (3D-CRT), radiothérapie à intensité modulée (IMRT), ouradiothérapie guidée par l'image (IGRT).* Ces types de radiothérapie utilisent des logiciels informatiques et des techniques d'imagerie avancés pour administrer des doses précises de rayonnement à la tumeur tout en minimisant l'exposition aux tissus normaux environnants.

Les avantages de la radiothérapie externe pour le cancer de l'endomètre sont les suivants :

- Il peut tuer toutes les cellules cancéreuses qui auraient pu se propager au bassin ou aux ganglions lymphatiques, ou qui auraient pu être laissées après une intervention chirurgicale.
- Cela peut améliorer les chances de survie ou prolonger la durée de survie en ralentissant la croissance et la propagation du cancer.
- Il peut soulager les symptômes du cancer de l'endomètre, tels que les saignements, la douleur ou la pression.

Les risques de la radiothérapie externe pour le cancer de l'endomètre sont :

- Cela peut provoquer une irritation cutanée, des rougeurs ou une desquamation dans la zone ciblée par les faisceaux de rayonnement.
- Cela peut provoquer de la fatigue, des nausées, de la diarrhée ou des problèmes de

vessie, en raison des radiations affectant les cellules normales du bassin et de l'abdomen.

- Cela peut provoquer une certaine sécheresse vaginale, un rétrécissement ou des cicatrices, ce qui peut affecter la fonction sexuelle ou les rapports sexuels.

- Cela peut causer des dommages temporaires ou permanents aux ovaires, ce qui peut affecter la fertilité ou la production d'hormones.

Ce sont les principaux types de radiothérapie pour le cancer de l'endomètre, mais ce ne sont pas les seuls. D'autres types de radiothérapie peuvent inclure la protonthérapie, qui utilise des protons au lieu de rayons X pour administrer des rayons, ou la radiothérapie stéréotaxique corporelle (SBRT), qui utilise de fortes doses de rayonnement en moins de séances. Le meilleur type de radiothérapie pour chaque patient dépend de sa situation et de ses préférences individuelles.

## Chimiothérapie

La chimiothérapie est une option de traitement du cancer de l'endomètre qui utilise des médicaments pour tuer les cellules cancéreuses ou les empêcher de se diviser. Il peut être administré par voie orale, par injection ou par perfusion dans une veine. La chimiothérapie peut être utilisée après une intervention chirurgicale pour réduire le risque de récidive, en particulier chez les patientes atteintes d'un cancer de l'endomètre à haut risque ou avancé.

Il peut également être utilisé chez les patients qui ne peuvent pas subir de chirurgie ou de radiothérapie, ou chez les patients dont le cancer s'est propagé à des organes distants ou est réapparu après un traitement initial. La chimiothérapie peut provoquer certains effets secondaires, tels qu'une perte de cheveux, des plaies dans la bouche, une perte d'appétit, des vomissements, un faible nombre de cellules sanguines ou des lésions nerveuses. Ici, nous discuterons des différents types de médicaments de chimiothérapie pour le cancer de l'endomètre, ainsi que de leurs avantages et risques.

## Médicaments de chimiothérapie

Il existe plusieurs médicaments chimiothérapeutiques qui peuvent être utilisés pour traiter le cancer de l'endomètre, seuls ou en association. Le choix des médicaments dépend du stade, du grade, du type et de la localisation du cancer, ainsi que de l'âge, de l'état de santé et des préférences du patient. Certains des médicaments de chimiothérapie les plus courants pour le cancer de l'endomètre sont :

- **Carboplatine :** Un médicament à base de platine qui endommage l'ADN des cellules cancéreuses et les empêche de se diviser. Il est souvent associé au paclitaxel ou au docétaxel, qui sont des médicaments qui interfèrent avec la structure et le fonctionnement des microtubules, les composants de la cellule qui contribuent à la division et au mouvement cellulaires.

- **Paclitaxel (Taxol®) :** Médicament qui interfère avec la structure et la fonction des microtubules, les composants de la cellule qui contribuent à la division et au mouvement cellulaires. Il est souvent associé au carboplatine, un médicament à base de platine qui endommage l'ADN des cellules cancéreuses et les empêche de se diviser.

- **Docétaxel (Taxotere®) :** Médicament qui interfère avec la structure et la fonction des microtubules, les composants de la cellule qui contribuent à la division et au mouvement cellulaires. Il est souvent associé au carboplatine, un médicament à base de platine qui endommage l'ADN des cellules cancéreuses et les empêche de se diviser.

- **Doxorubicine (Adriamycin ®) ou doxorubicine liposomale (Doxil ®) :** Médicaments appartenant à un groupe de médicaments appelés anthracyclines, qui agissent en s'insérant dans l'ADN des cellules cancéreuses et en les empêchant de se copier. La doxorubicine liposomale est une forme de doxorubicine enfermée dans de minuscules particules de graisse (liposomes), qui aident à administrer le médicament à la tumeur et à réduire les dommages causés au cœur, qui sont un effet secondaire courant de la doxorubicine.

- **Cisplatine :**Un médicament à base de platine qui endommage l'ADN des cellules cancéreuses et les empêche de se diviser. Il est souvent associé à la doxorubicine, un médicament appartenant à un groupe de médicaments appelés anthracyclines, qui agissent en s'insérant dans l'ADN des cellules cancéreuses et en les empêchant de se copier.

- **Ifosfamide (Ifex ®) :** Médicament qui appartient à un groupe de médicaments appelés agents alkylants, qui agissent en attachant des groupes chimiques à l'ADN des cellules cancéreuses et en les empêchant de se copier. Il est souvent utilisé pour le carcinosarcome, un type rare de cancer de l'endomètre qui présente à la fois des caractéristiques de carcinome et de sarcome.

Le plus souvent, deux médicaments ou plus sont associés pour le traitement. La chimiothérapie combinée fonctionne mieux qu'un seul médicament. Les associations les plus courantes comprennent le carboplatine/paclitaxel et le cisplatine/doxorubicine. Le carboplatine/docétaxel et le cisplatine/paclitaxel/doxorubicine peuvent être utilisés moins souvent.

La chimiothérapie est généralement administrée par cycles : une période de traitement, suivie d'une période de repos. Les médicaments de chimiothérapie peuvent être administrés un ou plusieurs jours au cours de chaque cycle. Le nombre de cycles et la durée de chaque cycle dépendent du type et de la dose des médicaments, de la réponse au traitement et des effets secondaires.

Les avantages de la chimiothérapie pour le cancer de l'endomètre sont :

- Il peut tuer toutes les cellules cancéreuses qui pourraient s'être propagées au-delà de l'utérus ou qui pourraient avoir été laissées après une intervention chirurgicale.
- Cela peut réduire le risque de récidive ou retarder la récidive, en particulier chez les patientes atteintes d'un cancer de l'endomètre à haut risque ou avancé.
- Cela peut améliorer les chances de survie ou prolonger la durée de survie en ralentissant la croissance et la propagation du cancer.
- Il peut soulager les symptômes du cancer de l'endomètre, tels que les saignements, la douleur ou la pression.

Les risques de la chimiothérapie pour le cancer de l'endomètre sont :

- Cela peut provoquer des effets secondaires, tels qu'une perte de cheveux, des plaies dans la bouche, une perte d'appétit, des vomissements, une faible numération des cellules sanguines ou des lésions nerveuses. Ces effets secondaires dépendent des médicaments utilisés, de la dose et de la durée du traitement. La plupart des effets secondaires sont temporaires et peuvent être gérés avec des médicaments ou des soins de soutien. Certains effets secondaires, tels que des lésions nerveuses ou cardiaques, peuvent être permanents ou durables.

- Cela peut entraîner des complications, telles que des infections, des saignements ou des réactions allergiques. Ces complications peuvent être graves et nécessiter des soins médicaux immédiats. Certaines complications, telles que des lésions rénales ou une perte auditive, peuvent être permanentes ou durables.

- Cela peut affecter la fertilité et la production hormonale de la patiente, en particulier chez les femmes qui n'ont pas atteint la ménopause. La chimiothérapie peut endommager les ovaires et les empêcher de produire des ovules et des hormones, ce qui peut conduire à l'infertilité ou à une ménopause précoce. Cela peut provoquer des symptômes tels que des bouffées de chaleur, une sécheresse vaginale, des changements d'humeur ou de l'ostéoporose. Certaines femmes peuvent préserver leur fertilité en congelant leurs ovules ou leurs embryons avant la chimiothérapie, ou en utilisant des médicaments qui empêchent temporairement les ovaires de fonctionner pendant la chimiothérapie.

Ce sont les principaux avantages et risques de la chimiothérapie contre le cancer de l'endomètre, mais ce ne sont pas les seuls. Chaque patient peut avoir une réponse et une expérience différentes avec la chimiothérapie, en fonction de sa situation et de ses préférences individuelles. Il est donc important de discuter des bénéfices et des risques de la chimiothérapie avec votre médecin et de prendre en compte des facteurs tels que l'efficacité, les effets secondaires, le coût et la qualité de vie.

## Hormonothérapie

L'hormonothérapie est une option de traitement du cancer de l'endomètre qui utilise des médicaments pour bloquer ou abaisser les niveaux d'hormones, telles que l'œstrogène et la progestérone, qui peuvent stimuler la croissance de certains types de cancer de l'endomètre. Il peut être administré par voie orale, par injection ou par implant.

L'hormonothérapie peut être utilisée avant une intervention chirurgicale pour réduire la tumeur, en particulier chez les patientes jeunes qui souhaitent préserver leur fertilité, ou après une intervention chirurgicale pour réduire le risque de récidive, en particulier chez les patientes présentant un cancer de l'endomètre à faible risque ou à un stade précoce.

Il peut également être utilisé pour les patients qui ne peuvent pas subir de chirurgie, de radiothérapie ou de chimiothérapie, ou pour les patients dont le cancer s'est propagé à des organes distants ou est réapparu après un traitement initial. L'hormonothérapie peut provoquer certains effets secondaires, tels qu'une prise de poids, une rétention d'eau, des bouffées de chaleur, une sécheresse vaginale ou des changements d'humeur.

Ici, nous discuterons des différents types de médicaments d'hormonothérapie pour le cancer de l'endomètre, ainsi que de leurs avantages et risques.

## Progestatifs

Le traitement hormonal principal du cancer de l'endomètre utilise de la progestérone ou des médicaments similaires (appelés progestatifs). Les 2 progestatifs les plus couramment utilisés sont :

1. Acétate de médroxyprogestérone (Provera®), qui peut être administré sous forme d'injection ou de pilule
2. Acétate de mégestrol (Megace®), administré sous forme de pilule ou de liquide

Ces médicaments ralentissent la croissance des cellules cancéreuses de l'endomètre. Ils se sont révélés utiles dans le traitement des femmes atteintes d'un cancer de l'endomètre qui souhaitent pouvoir tomber enceintes à l'avenir, et c'est un domaine d'intérêt pour la recherche.

Les avantages du traitement progestatif pour le cancer de l'endomètre sont les suivants :

- Il peut réduire la tumeur ou la faire disparaître, en particulier chez les patientes atteintes d'un cancer de l'endomètre à un stade précoce et de bas grade.
- Il peut préserver la fertilité et la fonction menstruelle de la patiente, lui permettant ainsi d'avoir des enfants à l'avenir.
- Cela peut réduire le risque de récidive ou retarder la récidive, en particulier chez les patientes atteintes d'un cancer de l'endomètre à faible risque ou à un stade précoce.

Les risques du traitement progestatif pour le cancer de l'endomètre sont :

- Cela peut provoquer des effets secondaires, tels qu'une prise de poids, une rétention d'eau, des bouffées de chaleur, une sécheresse vaginale ou des changements d'humeur.

- Cela peut augmenter le risque de caillots sanguins, en particulier chez les patients présentant d'autres facteurs de risque, tels que l'obésité, le tabagisme ou des antécédents de caillots sanguins.
- Cela peut augmenter le risque de cancer du sein, en particulier chez les patientes qui utilisent un progestatif pendant une longue période ou à des doses élevées.

## Tamoxifène

Le tamoxifène est un médicament anti-œstrogène souvent utilisé pour traiter le cancer du sein. Il pourrait également être utilisé pour traiter le cancer de l'endomètre avancé ou récurrent. L'alternance progestérone et tamoxifène est une option qui semble bien fonctionner et mieux tolérée que la progestérone seule.

L'objectif du traitement au tamoxifène est d'empêcher les œstrogènes présents dans le corps de la femme de stimuler la croissance des cellules cancéreuses. Bien que le tamoxifène puisse empêcher les œstrogènes *"alimentation"* les cellules cancéreuses, il agit comme un œstrogène faible dans d'autres parties du corps. Cela n'entraîne pas de perte osseuse, mais peut provoquer des bouffées de chaleur et une sécheresse vaginale. Les femmes qui prennent du tamoxifène courent également un risque plus élevé de développer de graves caillots sanguins dans les jambes.

Les avantages du traitement au tamoxifène pour le cancer de l'endomètre sont les suivants :

- Il peut ralentir la croissance ou réduire la tumeur, en particulier chez les patientes atteintes d'un cancer de l'endomètre avancé ou récurrent.
- Il peut améliorer l'efficacité ou réduire les effets secondaires du traitement progestatif lorsqu'il est utilisé en association ou en alternance.
- Il peut prévenir la perte osseuse, qui peut survenir avec d'autres thérapies hormonales ou avec la ménopause.

Les risques du traitement au tamoxifène pour le cancer de l'endomètre sont :

- Cela peut provoquer des effets secondaires, tels que des bouffées de chaleur, une sécheresse vaginale ou des nausées.
- Cela peut augmenter le risque de caillots sanguins, en particulier chez les patients présentant d'autres facteurs de risque, tels que l'obésité, le tabagisme ou des antécédents de caillots sanguins.
- Cela peut augmenter le risque de cancer de l'endomètre, en particulier chez les patientes qui utilisent du tamoxifène pendant une longue période ou à des doses élevées.

## Agonistes de l'hormone de libération de l'hormone lutéinisante

Les agonistes de l'hormone de libération de l'hormone lutéinisante (agonistes de la LHRH) sont des médicaments qui abaissent les taux d'œstrogènes chez les femmes dont les ovaires fonctionnent encore. Pour ce faire, ils bloquent les signaux cérébraux indiquant aux ovaires de produire des œstrogènes. Les agonistes de la LHRH sont administrés par injection ou implant sous la peau. Ils sont souvent utilisés pour le carcinosarcome, un type rare de cancer de l'endomètre qui présente à la fois les caractéristiques du carcinome et du sarcome.

Les avantages du traitement par agoniste de la LHRH pour le cancer de l'endomètre sont :

- Il peut réduire les niveaux d'œstrogènes, ce qui peut stimuler la croissance de certains types de cancer de l'endomètre.
- Cela peut améliorer les chances de guérison ou empêcher la récidive du cancer, surtout lorsqu'il est associé à une intervention chirurgicale ou à une chimiothérapie.
- Il peut réduire la tumeur ou la faire disparaître, notamment chez les patients atteints d'un carcinosarcome.

Les risques du traitement par agoniste de la LHRH pour le cancer de l'endomètre sont :

- Cela peut provoquer des effets secondaires, tels que des bouffées de chaleur, une sécheresse vaginale, des changements d'humeur ou de l'ostéoporose.

- Cela peut provoquer une infertilité temporaire ou permanente, car les ovaires cessent de produire des ovules et des hormones.
- Cela peut augmenter le risque de maladie cardiaque, de diabète ou d'hypertension artérielle en raison de faibles niveaux d'œstrogènes.

## Inhibiteurs de l'aromatase

*Inhibiteurs de l'aromatase (IA)* sont des médicaments qui abaissent les taux d'œstrogènes chez les femmes ménopausées. Pour ce faire, ils bloquent l'enzyme aromatase, qui convertit d'autres hormones en œstrogènes. Les IA sont administrés par voie orale. Ils sont souvent utilisés pour le cancer de l'endomètre qui présente une certaine mutation génétique ou un biomarqueur, tel qu'un déficit de réparation des mésappariements (dMMR), une instabilité élevée des microsatellites (MSI-H) ou un ligand mortel programmé 1 (PD-L1).

Les avantages de la thérapie par l'IA pour le cancer de l'endomètre sont :

- Il peut réduire les niveaux d'œstrogènes susceptibles de stimuler la croissance de certains types de cancer de l'endomètre.

- Il peut ralentir la croissance ou réduire la tumeur, en particulier chez les patientes atteintes d'un cancer de l'endomètre avancé ou récurrent qui présente une certaine mutation génétique ou un biomarqueur.

- Il peut provoquer moins d'effets secondaires ou différents que d'autres thérapies hormonales, telles que les progestatifs ou le tamoxifène.

Les risques du traitement par IA pour le cancer de l'endomètre sont :

- Cela peut provoquer des effets secondaires, tels que des bouffées de chaleur, une sécheresse vaginale, des douleurs articulaires ou de l'ostéoporose.

- Cela peut augmenter le risque de maladie cardiaque, de diabète ou d'hypercholestérolémie, en raison des faibles niveaux d'œstrogènes.

- Il peut interagir avec d'autres médicaments, tels que les anticoagulants, les antidépresseurs ou les suppléments, et affecter leur efficacité ou leur sécurité.

Ce sont les principaux types d'hormonothérapie pour le cancer de l'endomètre, mais ce ne sont pas les seuls. D'autres types d'hormonothérapie peuvent inclure des dispositifs intra-utérins (DIU) libérant un progestatif, qui peuvent être utilisés pour traiter l'hyperplasie de l'endomètre ou les cancers de l'endomètre précoces, ou des modulateurs sélectifs des récepteurs aux œstrogènes (SERM), qui peuvent bloquer les effets des œstrogènes sur certains tissus et les imiter. sur les autres.

## Thérapie ciblée

La thérapie ciblée est une option de traitement du cancer de l'endomètre qui utilise des médicaments pour cibler des modifications ou des caractéristiques spécifiques des cellules cancéreuses, telles que des gènes, des protéines ou des vaisseaux sanguins.

Les médicaments thérapeutiques ciblés fonctionnent différemment des médicaments de chimiothérapie standard et ont tendance à avoir des effets secondaires différents et parfois moins graves. La thérapie ciblée est encore relativement nouvelle dans le traitement du cancer de l'endomètre, et seuls quelques médicaments sont actuellement approuvés ou disponibles. Cependant, de nombreux autres médicaments sont étudiés dans le cadre d'essais cliniques.

Ici, nous discuterons des différents types de médicaments thérapeutiques ciblés pour le cancer de l'endomètre ainsi que de leurs avantages et risques.

## Inhibiteurs de l'angiogenèse

Les inhibiteurs de l'angiogenèse bloquent la formation de nouveaux vaisseaux sanguins qui alimentent la tumeur. En coupant l'approvisionnement en sang, ces médicaments peuvent ralentir ou arrêter la croissance et la propagation du cancer. Certains des inhibiteurs de l'angiogenèse qui peuvent être utilisés pour traiter le cancer de l'endomètre sont :

- **Lénvatinib (Lenvima) :** Ce médicament est un type d'inhibiteur de kinase, ce qui signifie qu'il bloque certaines enzymes appelées kinases impliquées dans la croissance, la division et la survie des cellules. Le lenvatinib peut également cibler certaines protéines qui signalent la formation de nouveaux vaisseaux sanguins, comme le VEGF et le FGF. Le lenvatinib est approuvé pour être utilisé avec le pembrolizumab (Keytruda), un médicament d'immunothérapie, dans le traitement du cancer de l'endomètre avancé ou récurrent qui n'est pas MSI-H ou dMMR et qui a été traité avec au moins un autre type de thérapie1. Le lenvatinib est pris en gélules une fois par jour. Les effets secondaires courants comprennent l'hypertension artérielle, la fatigue, la diarrhée, la perte d'appétit, la perte de poids, les nausées, les vomissements et les plaies buccales. Les effets secondaires moins courants mais plus graves peuvent inclure des saignements sévères, des caillots sanguins, des lésions hépatiques, des lésions rénales, une insuffisance cardiaque et des trous dans les intestins.

- **Bévacizumab (Avastin) :** Ce médicament est un type d'anticorps monoclonal, ce qui signifie qu'il s'agit d'une version artificielle d'une protéine du système immunitaire qui peut se lier à une cible spécifique des cellules cancéreuses ou des tissus environnants. Le bevacizumab se lie au VEGF, une protéine qui signale la formation de nouveaux vaisseaux sanguins et l'empêche d'activer son récepteur. Le bevacizumab est souvent administré en association avec une chimiothérapie, mais il peut également être administré seul en cas de cancer de l'endomètre avancé ou récurrent qui a été traité avec au moins un autre type de traitement2.

Le bevacizumab est administré par perfusion dans une veine (IV) toutes les 2 à 3 semaines. Les effets secondaires courants comprennent l'hypertension artérielle, la fatigue, les saignements, un faible nombre de globules blancs, des maux de tête, des plaies buccales, une perte d'appétit et de la diarrhée. Les effets secondaires rares mais potentiellement graves comprennent des caillots sanguins, des saignements abondants, une cicatrisation lente des plaies, des trous dans le côlon et la formation de connexions anormales entre l'intestin et la peau ou la vessie.

## inhibiteurs de mTOR

Les inhibiteurs de mTOR sont des médicaments qui bloquent une protéine appelée mTOR, qui aide normalement les cellules à croître et à se diviser. En bloquant mTOR, ces médicaments peuvent arrêter ou ralentir la croissance des cellules cancéreuses de l'endomètre. Certains des inhibiteurs de mTOR qui peuvent être utilisés pour traiter le cancer de l'endomètre sont :

- **Évérolimus (Afinitor) :** Ce médicament est approuvé pour être utilisé avec le létrozole (Femara), un médicament d'hormonothérapie, pour le cancer de l'endomètre avancé ou récurrent qui est positif aux récepteurs hormonaux et HER2 négatif et qui a déjà été traité par hormonothérapie. L'évérolimus se prend sous forme de comprimé une fois par jour. Les effets secondaires courants comprennent des plaies buccales, des infections, des éruptions cutanées, de la fatigue, de la diarrhée et une perte d'appétit. Les effets secondaires moins courants mais plus graves peuvent inclure des problèmes pulmonaires, des problèmes rénaux, des problèmes hépatiques, une glycémie élevée et un faible nombre de cellules sanguines.

- **Temsirolimus (Torisel) :** Ce médicament est souvent utilisé pour le carcinosarcome, un type rare de cancer de l'endomètre qui présente à la fois les caractéristiques du carcinome et du sarcome. Il peut être administré seul ou en association avec une chimiothérapie pour le carcinosarcome avancé ou récurrent qui a déjà été traité par chirurgie ou radiothérapie. Le temsirolimus est administré en perfusion dans une veine (IV) une fois par semaine. Les effets secondaires courants comprennent des éruptions cutanées, des plaies dans la bouche, des nausées, une faiblesse, un gonflement et une glycémie élevée. Les effets secondaires moins courants mais plus graves peuvent inclure des problèmes pulmonaires, des problèmes rénaux, des problèmes hépatiques, des infections et un faible nombre de cellules sanguines.

## Inhibiteurs de l'aromatase

Les inhibiteurs de l'aromatase sont des médicaments qui abaissent les niveaux d'œstrogènes chez les femmes ménopausées. Pour ce faire, ils bloquent une enzyme appelée aromatase, qui convertit d'autres hormones en œstrogènes. La diminution des niveaux d'œstrogènes peut ralentir ou arrêter la croissance des cellules cancéreuses de l'endomètre dont la croissance dépend des œstrogènes. Certains des inhibiteurs de l'aromatase qui peuvent être utilisés pour traiter le cancer de l'endomètre sont :

- **Létrozole (Femara) :** Ce médicament est approuvé pour être utilisé avec l'évérolimus, un inhibiteur de mTOR (Afinitor), dans le traitement du cancer de l'endomètre avancé ou récurrent qui est positif aux récepteurs hormonaux et HER2 négatif, et qui a déjà été traité par hormonothérapie3. Le létrozole se prend sous forme de comprimé une fois par jour. Les effets secondaires courants comprennent les bouffées de chaleur, les douleurs articulaires, la fatigue et les nausées. Les effets secondaires moins courants mais plus graves peuvent inclure une perte osseuse, un taux de cholestérol élevé et des problèmes cardiaques.

- **Anastrozole (Arimidex) :** Ce médicament est souvent utilisé pour le cancer de l'endomètre présentant une certaine mutation génétique ou un biomarqueur, tel que dMMR, MSI-H ou PD-L1. Il peut être administré seul ou avec d'autres médicaments ciblés ou d'immunothérapie pour le cancer de l'endomètre avancé ou récurrent qui a déjà été traité avec d'autres types de thérapie. L'anastrozole se prend sous forme de comprimé une fois par jour. Les effets secondaires courants comprennent les bouffées de chaleur, les douleurs articulaires, la fatigue et les nausées. Les effets secondaires moins courants mais plus graves peuvent inclure une perte osseuse, un taux de cholestérol élevé et des problèmes cardiaques.

Ce sont les principaux types de médicaments thérapeutiques ciblés contre le cancer de l'endomètre, mais ce ne sont pas les seuls. D'autres types de médicaments thérapeutiques ciblés peuvent inclure des inhibiteurs de kinases, des anticorps monoclonaux ou des inhibiteurs de PARP. Le meilleur type de thérapie ciblée pour chaque patient dépend de sa situation et de ses préférences.

## Immunothérapie

L'immunothérapie est une option de traitement du cancer de l'endomètre qui utilise des médicaments pour aider le système immunitaire du corps à reconnaître et à tuer les cellules cancéreuses. L'immunothérapie peut être utilisée pour le cancer de l'endomètre avancé ou récurrent qui a été traité auparavant avec d'autres types de thérapie ou pour le cancer de l'endomètre qui présente certains changements génétiques ou biomarqueurs qui le rendent plus susceptible de répondre à l'immunothérapie.

L'immunothérapie peut provoquer des effets secondaires, tels que fatigue, éruption cutanée, fièvre ou diarrhée. Ici, nous discuterons des différents types de médicaments d'immunothérapie pour le cancer de l'endomètre ainsi que de leurs avantages et risques.

## Inhibiteurs de points de contrôle immunitaires

Les inhibiteurs de points de contrôle immunitaires sont des médicaments qui ciblent les protéines des cellules immunitaires ou des cellules cancéreuses qui agissent généralement comme des freins ou des interrupteurs pour réguler la réponse immunitaire. En bloquant ces protéines, ces médicaments peuvent renforcer la réponse immunitaire contre les cellules cancéreuses. Certains des inhibiteurs du point de contrôle immunitaire qui peuvent être utilisés pour traiter le cancer de l'endomètre sont :

- **Pembrolizumab (Keytruda) :** Ce médicament cible PD-1, une protéine des cellules immunitaires appelées cellules T qui les empêche normalement d'attaquer d'autres cellules du corps. En bloquant PD-1, le pembrolizumab peut aider les cellules T à reconnaître et à tuer les cellules cancéreuses. Le pembrolizumab peut être utilisé seul ou avec le médicament ciblé le lenvatinib

(Lenvima) pour le cancer de l'endomètre avancé ou récurrent qui a déjà été traité avec au moins un autre type de traitement. Le pembrolizumab peut également être utilisé pour le cancer de l'endomètre qui présente un niveau élevé d'instabilité microsatellite (MSI-H), un défaut dans un gène de réparation des mésappariements (dMMR), une charge mutationnelle tumorale élevée (TMB-H) ou une expression élevée de PD. -L1, qui sont des biomarqueurs indiquant une probabilité plus élevée de réponse à l'immunothérapie. Le pembrolizumab est administré par perfusion intraveineuse (IV), généralement une fois toutes les 3 ou 6 semaines. Les effets secondaires courants comprennent la fatigue, les éruptions cutanées, les démangeaisons, les nausées, la diarrhée et la toux. Les effets secondaires moins courants mais plus graves peuvent inclure une inflammation grave des poumons, du foie, des reins, des intestins, de la peau ou d'autres organes, qui peut mettre la vie en danger.

- **Dostarlimab (Jemperli) :** Ce médicament cible également PD-1 et agit de la même manière que le pembrolizumab. Le dostarlimab peut être utilisé seul ou en association avec une chimiothérapie pour le cancer de l'endomètre avancé ou récurrent qui a déjà été traité avec au moins un autre type de traitement. Le dostarlimab peut également être utilisé pour le cancer de l'endomètre présentant un défaut dans un gène de réparation des mésappariements (dMMR) ou un niveau élevé d'instabilité des microsatellites (MSI-H), qui sont des biomarqueurs indiquant une probabilité plus élevée de réponse à l'immunothérapie.

Le dostarlimab est administré par perfusion intraveineuse (IV), généralement une fois toutes les 3 semaines au début, puis toutes les 6 semaines. Les effets secondaires courants comprennent la fatigue, les nausées, la diarrhée, les éruptions cutanées et les démangeaisons. Les effets secondaires moins courants mais plus graves peuvent inclure une inflammation grave des poumons, du foie, des reins, des intestins, de la peau ou d'autres organes, qui peut mettre la vie en danger.

Les avantages de l'immunothérapie pour le cancer de l'endomètre sont :

- Il peut réduire la tumeur ou la faire disparaître, en particulier chez les patientes atteintes d'un cancer de l'endomètre qui présentent certains changements génétiques ou biomarqueurs qui la rendent plus susceptible de répondre à l'immunothérapie.
- Il peut réduire le risque de récidive ou retarder la récidive, en particulier chez les patientes atteintes d'un cancer de l'endomètre avancé ou récurrent qui a déjà été traité avec d'autres types de thérapie.
- Cela peut améliorer les chances de survie ou prolonger la durée de survie en ralentissant la croissance et la propagation du cancer.
- Il peut provoquer moins d'effets secondaires ou différents que d'autres types de thérapie, comme la chimiothérapie ou l'hormonothérapie.

Les risques de l'immunothérapie pour le cancer de l'endomètre sont :

- Cela peut provoquer des effets secondaires, tels que fatigue, éruption cutanée, fièvre ou diarrhée, affectant la qualité de vie du patient.
- Cela peut entraîner des complications, telles qu'une inflammation grave des poumons, du foie, des reins, des intestins, de la peau ou d'autres organes, qui peuvent mettre la vie en danger et nécessiter des soins médicaux immédiats.
- Il peut interagir avec d'autres médicaments, tels que les stéroïdes, les antibiotiques ou les vaccins, et affecter leur efficacité ou leur sécurité.
- Cela peut coûter cher et tous les régimes d'assurance ne couvrent pas le coût de l'immunothérapie.

## Essais cliniques

Les essais cliniques sont des études de recherche qui testent de nouveaux traitements ou procédures pour le cancer de l'endomètre. Les essais cliniques peuvent offrir aux patients l'accès à des thérapies de pointe peu disponibles ailleurs et contribuer à faire progresser les connaissances et la pratique médicales. Cependant, les essais cliniques comportent également des risques et des limites, tels que des effets secondaires possibles, des résultats inconnus, des critères d'éligibilité et des coûts ou des délais supplémentaires.

Ici, nous discuterons des différents types d'essais cliniques sur le cancer de l'endomètre ainsi que de leurs avantages et risques.

## Types d'essais cliniques

Il existe différents types d'essais cliniques sur le cancer de l'endomètre en fonction de leur objectif et de leur phase, comme la prévention, le diagnostic et le traitement.

- **Essais de traitement :** Ces essais testent de nouveaux médicaments, des combinaisons de médicaments ou de nouvelles façons d'administrer des médicaments, par exemple par voie orale, intraveineuse ou intrapéritonéale. Ils testent également de nouveaux types de thérapies, comme la chirurgie, la radiothérapie, l'hormonothérapie, la thérapie ciblée, l'immunothérapie ou la thérapie génique. Les essais de traitement visent à déterminer si un nouveau traitement est sûr et efficace et comment il se compare au traitement standard.

- **Essais de prévention :** Ces essais testent de nouvelles façons de prévenir le cancer de l'endomètre, comme les vaccins, les médicaments, les compléments alimentaires ou les changements de mode de vie. Les essais de prévention visent à déterminer si une nouvelle intervention peut réduire le risque de développer un cancer de l'endomètre ou retarder son apparition chez les personnes qui n'ont jamais eu la maladie auparavant.

- **Essais de dépistage :** Ces essais testent de nouvelles méthodes de détection du cancer de l'endomètre, telles que des analyses de sang, des tests d'imagerie ou des tests génétiques. Les essais de dépistage visent à déterminer si un nouveau test peut détecter le cancer de l'endomètre à un stade précoce, alors qu'il est plus susceptible d'être guéri, ou l'empêcher de progresser vers un stade plus avancé.

- **Essais diagnostiques :** Ces essais testent de nouvelles méthodes de diagnostic du cancer de l'endomètre, telles que des biomarqueurs, des tests moléculaires ou des échantillons de tissus. Les essais diagnostiques visent à déterminer si un nouveau test peut identifier avec précision le type, le stade, le grade ou le sous-type du cancer de l'endomètre ou prédire sa réponse au traitement ou au pronostic.

- **Essais de soins de soutien :** Ces essais testent de nouvelles façons d'améliorer la qualité de vie des patientes atteintes d'un cancer de l'endomètre, comme la gestion de la douleur, le contrôle des symptômes, le soutien psychologique ou les soins palliatifs. Les essais sur les soins de soutien visent à déterminer si une nouvelle intervention peut réduire le fardeau physique, émotionnel ou social du cancer de l'endomètre ou améliorer le bien-être des patientes et de leurs soignants.

Les essais cliniques sont également classés selon leur phase, qui indique le stade de développement et l'objectif de l'étude. Les phases des essais cliniques sont :

- **Phase 0 :** Il s'agit de très petites études qui testent pour la première fois un nouveau médicament ou une nouvelle procédure sur quelques personnes, généralement moins de 15. Ils visent à découvrir comment le médicament ou la procédure agit dans le corps et quelle dose est sûre et efficace. Les essais de phase 0 sont rares et ne mesurent pas l'efficacité du médicament ou de la procédure.

- **La phase I:** Il s'agit de petites études qui testent un nouveau médicament ou une nouvelle procédure auprès d'un petit groupe de personnes, généralement de 15 à 30 personnes, atteintes d'un cancer de l'endomètre ou d'autres types de cancer. Ils visent à découvrir la meilleure façon d'administrer le médicament ou la procédure, la dose la plus élevée pouvant être administrée en toute sécurité et les effets secondaires possibles. Les essais de phase I ne sont pas conçus pour mesurer l'efficacité du médicament ou de la procédure. Cependant, certains peuvent montrer des premiers signes de bénéfice.

- **Phase II :** Il s'agit d'études plus vastes qui testent un nouveau médicament ou une nouvelle procédure sur un groupe plus large de personnes, généralement de 100 à 300 personnes, atteintes d'un cancer de l'endomètre ou d'un sous-type spécifique de cancer de l'endomètre. Ils visent à déterminer si le médicament ou la procédure fonctionne contre le cancer de l'endomètre, ainsi que la dose et le calendrier optimaux. Les essais de phase II surveillent également la sécurité et les effets secondaires du médicament ou de la procédure. Certains essais de phase II peuvent comparer le nouveau médicament ou la nouvelle procédure au standard ou à un placebo (un traitement fictif).

- **Phase III :** Il s'agit de grandes études qui testent un nouveau médicament ou une nouvelle procédure sur un très grand groupe de personnes, généralement plusieurs centaines ou milliers, atteintes d'un cancer de l'endomètre ou d'un sous-type spécifique de cancer de l'endomètre. Ils visent à comparer le nouveau médicament ou la nouvelle procédure au traitement standard ou à un placebo et à déterminer lequel est le meilleur en termes de sécurité et d'efficacité. Les essais de phase III mesurent également l'impact du nouveau médicament ou de la nouvelle procédure sur la qualité de vie, la survie et la récidive du cancer de l'endomètre. Les essais de phase III sont généralement randomisés, ce qui signifie que les participants sont assignés au nouveau médicament ou à la nouvelle procédure, ou au traitement standard ou au placebo, par hasard. Ils sont également généralement réalisés en double aveugle, ce qui signifie que les participants et les chercheurs savent qui reçoit quel traitement à la fin de l'étude. Les essais de phase III constituent le type d'essais cliniques le plus rigoureux et le plus concluant, et ils sont nécessaires avant qu'un nouveau médicament ou une nouvelle procédure puisse être approuvé pour une utilisation générale.

- **Phase IV :** Ces études testent un nouveau médicament ou une nouvelle procédure après qu'il a été approuvé pour un usage général et qu'il est disponible sur le marché. Ils visent à surveiller la sécurité et l'efficacité à long terme du médicament ou de la procédure et à découvrir de nouveaux effets secondaires, interactions ou avantages. Les essais de phase IV peuvent également comparer le nouveau médicament ou la nouvelle procédure à d'autres traitements ou explorer de nouvelles façons de l'utiliser, telles que différentes doses, programmes ou combinaisons.

Les avantages des essais cliniques sur le cancer de l'endomètre sont les suivants :

- Ils peuvent offrir aux patients l'accès à des traitements ou procédures nouveaux et innovants qui ne sont pas largement disponibles ailleurs et qui peuvent être plus efficaces ou moins toxiques que le traitement standard.
- Ils peuvent fournir aux patients des soins de haute qualité et une surveillance étroite par

une équipe d'experts qui suivent des protocoles et des lignes directrices strictes pour assurer la sécurité et le bien-être des participants.

- Ils peuvent contribuer à faire progresser les connaissances et la pratique médicales et contribuer à améliorer les résultats et la qualité de vie des futures patientes atteintes d'un cancer de l'endomètre.

Les risques des essais cliniques sur le cancer de l'endomètre sont :

- Ils peuvent provoquer des effets secondaires ou des complications qui peuvent être inconnus, inattendus ou pires que le traitement standard. Certains effets secondaires ou complications peuvent être graves ou mettre la vie en danger et nécessiter un traitement supplémentaire ou une hospitalisation.
- Ils peuvent fonctionner uniquement pour certains patients ou pas aussi bien que le traitement standard. Certains patients peuvent ne pas bénéficier du nouveau

traitement ou de la nouvelle procédure ou connaître une progression ou une récidive de la maladie.

- Ils peuvent avoir des critères d'éligibilité, qui sont les exigences des patients pour participer à l'étude. Ces critères peuvent inclure l'âge, le sexe, le type, le stade, le grade ou le sous-type du cancer de l'endomètre, les traitements antérieurs, les antécédents médicaux ou d'autres facteurs. Certains patients peuvent ne pas être admissibles à l'étude ou être exclus pour diverses raisons.

- Ils peuvent avoir des coûts ou des engagements de temps supplémentaires, qui peuvent ne pas être couverts par une assurance ou remboursés par le promoteur de l'étude. Ces coûts ou engagements peuvent inclure des frais de déplacement, des tickets modérateurs, des tests, des procédures ou des visites ne faisant pas partie des soins standard. Certains patients devront peut-être arrêter de travailler ou modifier leur routine quotidienne pour participer à l'étude.

Les essais cliniques sur le cancer de l'endomètre présentent des avantages et des risques variables selon l'objectif, la phase et la conception de l'étude. Il est crucial de discuter de ces facteurs avec votre médecin et de prendre en compte l'éligibilité, le traitement, les résultats, le coût et la qualité de vie.

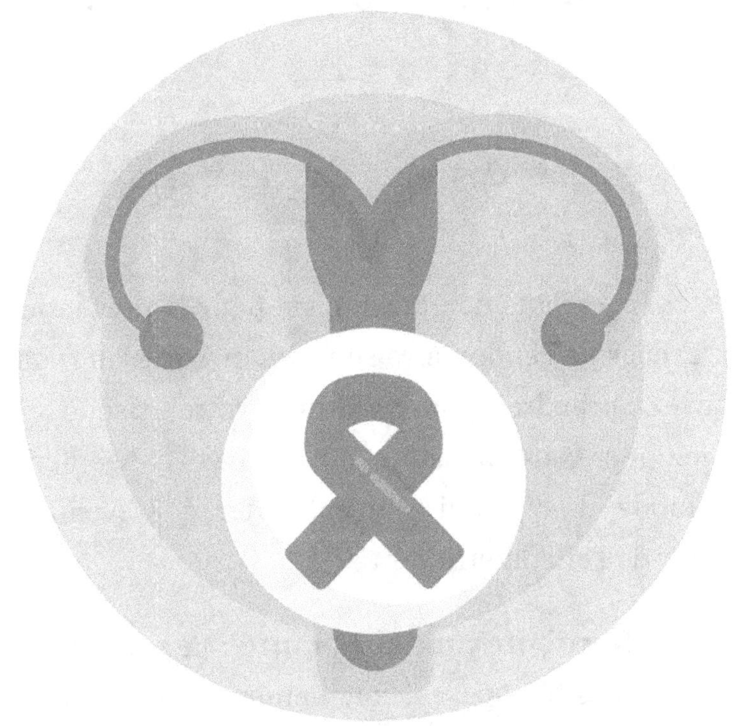

# Chapitre 6

# Stratégies de prévention

## Changements de mode de vie pour la prévention

Les changements de mode de vie pour la prévention du cancer de l'endomètre sont des mesures que vous pouvez prendre pour réduire votre risque de développer cette maladie. Certains des changements de mode de vie qui peuvent aider à prévenir le cancer de l'endomètre sont :

- **Maintenir un poids santé :** Le surpoids ou l'obésité peut augmenter les niveaux d'œstrogènes dans votre corps, ce qui peut stimuler la croissance des cellules cancéreuses de l'endomètre. Perdre du poids ou maintenir un poids santé peut réduire vos niveaux d'œstrogènes et votre risque de cancer de l'endomètre.

- **Être physiquement actif :** L'activité physique peut vous aider à brûler des calories, à perdre du poids et à réduire votre taux d'œstrogènes. Cela peut également améliorer votre santé et votre bien-être en général. Visez au moins 150 minutes d'activité physique d'intensité modérée ou 75 minutes d'activité physique d'intensité vigoureuse par semaine, ou une combinaison des deux.

- **Limiter le recours à l'hormonothérapie :** L'hormonothérapie, telle que l'œstrogène ou le progestatif, peut être utilisée pour traiter les symptômes de la ménopause, tels que les bouffées de chaleur, la sécheresse vaginale ou l'ostéoporose. Cependant, l'hormonothérapie peut également augmenter le risque de cancer de l'endomètre, surtout si vous utilisez des œstrogènes seuls ou pendant une longue période. Si vous avez besoin d'un traitement hormonal, parlez à votre médecin des avantages et des risques, et utilisez la dose la plus faible et la durée la plus courte possible.

Vous pouvez également envisager d'utiliser d'autres formes d'hormonothérapie, telles que des crèmes vaginales, des anneaux ou des comprimés, qui délivrent des doses d'hormones plus faibles et peuvent avoir moins d'effet sur l'endomètre.

- **Utiliser la pilule contraceptive :** Les pilules contraceptives, qui contiennent des œstrogènes et des progestatifs, peuvent réduire le risque de cancer de l'endomètre en empêchant l'ovulation et en réduisant l'exposition de l'endomètre aux œstrogènes. L'effet protecteur des pilules contraceptives dure plusieurs années après que vous arrêtez de les utiliser. Cependant, les pilules contraceptives peuvent également avoir des effets secondaires et des risques, tels que des caillots sanguins, un accident vasculaire cérébral ou un cancer du sein. Discutez avec votre médecin de la meilleure option contraceptive pour vous.

- **Se faire traiter pour des problèmes d'endomètre :** Certaines affections affectant l'endomètre, telles que l'hyperplasie ou les polypes de l'endomètre, peuvent augmenter le risque de cancer de l'endomètre. Obtenir un traitement approprié pour ces affections, comme des hormones, une intervention chirurgicale ou d'autres procédures, peut les empêcher d'évoluer vers un cancer. Si vous avez des saignements vaginaux anormaux, comme des saignements après la ménopause ou entre les règles, consultez votre médecin et faites-le vérifier immédiatement.

## Dépistages réguliers et détection précoce

Des dépistages réguliers et une détection précoce du cancer de l'endomètre sont importants pour améliorer les chances de survie et de guérison. Cependant, il n'existe pas de test de dépistage standard ou de routine pour le cancer de l'endomètre, et la plupart des cas sont détectés à un stade précoce en raison de symptômes tels que des saignements vaginaux anormaux. Certains tests pouvant aider à détecter le cancer de l'endomètre sont à l'étude, tels que :

- **Pap test:** Il s'agit d'un test qui collecte les cellules du col de l'utérus et vérifie s'il y a des changements anormaux. Un test Pap peut parfois détecter des cellules cancéreuses de l'endomètre qui se sont propagées au col de l'utérus, mais ce n'est pas un moyen fiable de dépister le cancer de l'endomètre.

- **Échographie transvaginale :** Il s'agit d'un test qui utilise des ondes sonores pour créer des images de l'utérus et d'autres organes pelviens. Une échographie transvaginale peut mesurer l'épaisseur de l'endomètre et rechercher toute croissance anormale. Un endomètre épaissi ou une masse peut suggérer un cancer de l'endomètre, mais cela peut également être causé par d'autres affections, comme des polypes ou des fibromes.

- **Prélèvement de l'endomètre :** Il s'agit d'une procédure qui consiste à retirer un petit morceau de tissu de l'endomètre et à l'examiner au microscope. Un échantillon d'endomètre peut confirmer le diagnostic de cancer de l'endomètre ou exclure d'autres causes de saignements anormaux. Il existe différentes façons de réaliser un prélèvement de l'endomètre, comme la biopsie de l'endomètre, la dilatation et le curetage (D&C) ou l'hystéroscopie.

Les tests de dépistage du cancer de l'endomètre ne sont pas recommandés pour toutes les femmes, mais ils peuvent être envisagés pour les femmes qui présentent un risque élevé de développer la maladie, comme celles qui ont :

- Des antécédents familiaux de cancer de l'endomètre, surtout s'ils présentent un syndrome génétique qui augmente le risque, comme le syndrome de Lynch ou le syndrome de Cowden.
- Des antécédents personnels d'hyperplasie de l'endomètre, qui est une condition qui fait que l'endomètre devient trop épais et devient anormal.
- Des antécédents de prise d'œstrogènes sans progestatif pour un traitement hormonal, qui peut stimuler la croissance de l'endomètre.

Si vous présentez l'un de ces facteurs de risque ou si vous présentez des symptômes de cancer de l'endomètre, tels que des saignements vaginaux anormaux, demandez à votre médecin si vous avez besoin de tests de dépistage du cancer de l'endomètre et à quelle fréquence vous devriez les subir. Votre médecin vous conseillera également sur la façon de réduire votre risque de cancer de l'endomètre.

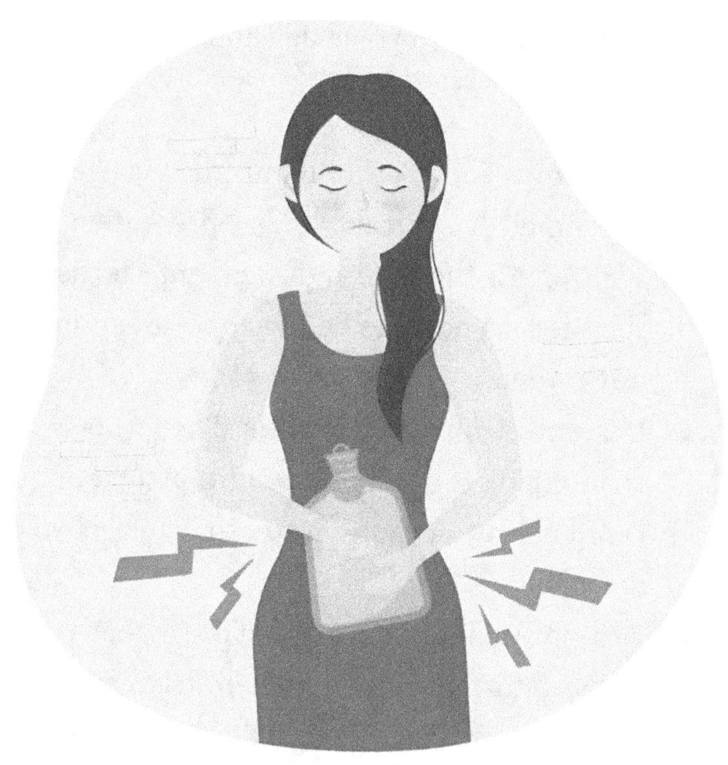

# Chapitre 7

# Naviguer dans la récupération

## Soins post-traitement

La fin du traitement actif contre le cancer de l'endomètre marque le début de la phase de rétablissement, mais le voyage ne s'arrête pas là. Les soins post-traitement se concentrent sur la gestion des effets secondaires, la surveillance des récidives, le maintien du bien-être et la transition vers la survie.

Votre équipe soignante vous fournira un plan post-traitement détaillant les rendez-vous de suivi, les tests et la surveillance requis pour surveiller une récidive potentielle. En règle générale, les visites de suivi sont plus fréquentes au cours des 1 à 2 premières années, puis peuvent diminuer chaque année ou en fonction des symptômes du patient.

Des changements physiques et émotionnels sont attendus après un traitement contre le cancer. Discutez de tout effet secondaire persistant ou préoccupant lors des visites de suivi, comme la fatigue, les problèmes urinaires, le lymphodème, la douleur, la dépression, l'anxiété et les changements sexuels. Votre équipe peut vous aider à gérer ces effets grâce à des médicaments, de la physiothérapie, des conseils et d'autres solutions pour améliorer votre qualité de vie.

Certaines femmes peuvent avoir besoin d'une dilatation et d'un curetage, d'une radiothérapie ou d'un traitement hormonal si le cancer est positif aux récepteurs des œstrogènes. Pour les cancers à un stade avancé, votre oncologue peut recommander une chimiothérapie, une radiothérapie ou une intervention chirurgicale supplémentaire après le traitement initial.

Le maintien d'un mode de vie et d'une alimentation saine peut favoriser la récupération. Mangez des aliments entiers nutritifs, faites de l'exercice autant que possible, gérez le stress, évitez de fumer et atteignez ou maintenez un poids santé. L'activité physique, même de courtes promenades régulières, contribue à développer l'énergie et la force.

Écoutez votre corps et ne faites pas d'efforts excessifs. Reposez-vous si nécessaire et augmentez progressivement votre activité. Dormez suffisamment. Rejoignez un groupe de soutien pour vous connecter avec d'autres survivants. Exprimez vos émotions; la tenue d'un journal peut aider. Suivez attentivement les instructions d'entretien et respectez tous les rendez-vous.

Informez immédiatement votre équipe soignante des symptômes tels que des saignements, une perte de poids ou une douleur persistante afin que toute récidive potentielle puisse être évaluée rapidement. Les récidives locales ou les métastases à distance nécessitent une action rapide. Des tests de surveillance seront programmés régulièrement pour surveiller votre état.

La reprise prend du temps, mais l'avenir reste prometteur. En prenant soin de vous, en suivant les recommandations, en adoptant un état d'esprit positif et en assistant à tous les suivis, vous pouvez réussir à survivre au cancer.

## Récupération physique et émotionnelle

Faire face aux changements physiques et émotionnels qui accompagnent le traitement du cancer de l'endomètre est une partie importante du processus de rétablissement. Comprendre les défis communs et les solutions peut faciliter la transition.

Physiquement, la fatigue est l'un des effets secondaires les plus persistants des survivants. Le traitement met le corps à rude épreuve, de sorte qu'un épuisement important persiste souvent même après la fin. Reprendre progressivement une activité physique comme la marche aide à lutter contre la fatigue, tout comme le maintien d'une bonne alimentation. Un sommeil réparateur adéquat et des siestes peuvent également atténuer la fatigue.

La douleur peut persister, surtout si la radiothérapie fait partie du protocole de traitement. Renseignez-vous sur les options d'analgésiques et les thérapies non médicamenteuses comme l'acupuncture, les massages ou la physiothérapie pour trouver un soulagement. Des étirements doux peuvent également soulager les tensions musculaires. Appliquez de la glace ou de la chaleur sur les zones douloureuses.

Des changements dans les habitudes urinaires ou intestinales sont également fréquents après un traitement impliquant une radiothérapie. Restez hydraté et discutez de tout problème vésical ou intestinal persistant ou inquiétant avec votre équipe soignante pour trouver des solutions. Certaines modifications alimentaires, suppléments de fibres ou médicaments peuvent aider à réguler les fonctions. La thérapie du plancher pelvien peut également bénéficier à certains problèmes urinaires.

Faites attention aux besoins nutritionnels pendant la récupération, car les effets du traitement et les changements hormonaux peuvent affecter l'appétit et les habitudes alimentaires. Travaillez avec un nutritionniste pour élaborer un plan de repas sain si vous êtes confronté à des changements de poids. Certains trouvent les repas plus petits et fréquents plus faciles à tolérer que trois gros repas par jour.

Sur le plan émotionnel, l'anxiété et la dépression surviennent fréquemment pendant la période d'adaptation post-traitement. Vous pouvez craindre la récidive du cancer ou avoir des difficultés avec les changements d'image corporelle après la chirurgie. Rejoindre un groupe de soutien pour entrer en contact avec d'autres survivants rassure. Envisagez de consulter en cas de troubles de l'humeur ou de traumatisme persistant. Les antidépresseurs peuvent également aider dans certains cas.

Communiquez ouvertement avec vos proches sur ce que vous ressentez et vivez. L'intimité et les difficultés sexuelles peuvent mettre à rude épreuve les relations, alors discutez continuellement avec votre partenaire. Diverses interventions médicales peuvent contribuer à la fonction sexuelle si nécessaire.

Attendez-vous à des hauts et des bas pendant le processus de récupération et d'ajustement. L'expérience de chaque personne est unique. Donnez-vous suffisamment de temps, utilisez les ressources disponibles pour vous soutenir et sachez qu'il y a de l'espoir à venir. En vous consacrant à votre bien-être physique et émotionnel, vous pouvez vous épanouir après un cancer de l'endomètre.

## Systèmes et ressources de support

Les systèmes et ressources de soutien sont essentiels pour les femmes qui se remettent d'un cancer de l'endomètre et de son traitement. Les systèmes et ressources de soutien peuvent fournir une assistance émotionnelle, pratique et informationnelle ainsi qu'un sentiment d'appartenance et d'autonomisation. Les systèmes et ressources de support peuvent inclure :

- **Famille et amis :** La famille et les amis sont souvent les principales sources de soutien des femmes qui ont eu un cancer de l'endomètre et son traitement. Ils peuvent vous offrir de l'amour, du réconfort, des encouragements et de l'aide pour vos besoins quotidiens, comme le transport, les tâches ménagères ou la garde des enfants. Cependant, la famille et les amis peuvent également avoir des émotions, des inquiétudes ou des attentes qui peuvent affecter votre relation avec eux. Vous devez communiquer ouvertement et honnêtement avec votre famille et vos amis au sujet de vos sentiments, de vos besoins et de vos limites. Vous devez également apprécier leurs efforts et reconnaître leurs limites. Vous devriez demander l'aide d'un professionnel si vous rencontrez des conflits ou des difficultés avec votre famille ou vos amis qui nuisent à votre rétablissement.

- **Équipe soignante :** Votre équipe soignantecomprend médecins, infirmières et autres professionnels impliqués dans votre diagnostic, votre traitement et vos soins de suivi pour le cancer de l'endomètre. Ils peuvent fournir des informations médicales, des conseils, un soutien et des références vers d'autres spécialistes ou services dont vous pourriez avoir besoin. Vous devez entretenir de bonnes relations avec votre équipe soignante en posant des questions, en exprimant vos inquiétudes et en suivant leurs recommandations. Vous devez également les tenir au courant de votre état de santé, de vos symptômes et de vos effets secondaires. Vous devez contacter votre équipe soignante si vous avez des problèmes ou des changements dans votre état qui nécessitent leur attention.

- **Groupes de soutien :** Les groupes de soutien sont des rassemblements de personnes qui partagent des expériences ou des défis similaires liés au cancer de l'endomètre ou à son traitement. Ils peuvent offrir un soutien émotionnel, des conseils pratiques, des stratégies d'adaptation et un sentiment de communauté et de solidarité. Des professionnels, tels que des travailleurs sociaux ou des conseillers, ou des pairs, tels que des survivants ou des soignants, peuvent diriger des groupes de soutien. Les groupes de soutien peuvent avoir lieu en personne, en ligne ou par téléphone. Vous pouvez trouver des groupes de soutien auprès de votre équipe de soins, de votre hôpital local, de votre centre communautaire ou de plateformes en ligne, telles que la Endometrial Cancer Foundation ou SHARE Cancer Support.

- **Conseils et thérapies :** Le conseil et la thérapie sont des services professionnels qui peuvent vous aider à faire face aux aspects émotionnels et psychologiques du cancer de l'endomètre et de son traitement. Ils peuvent vous aider à faire face au stress, à l'anxiété, à la dépression, à la peur, à la colère, à la culpabilité, au chagrin ou à d'autres émotions susceptibles d'affecter votre rétablissement. Ils peuvent également vous aider à améliorer votre estime de soi, votre confiance et votre résilience, ainsi que vos relations, votre sexualité et votre fertilité. Les conseils et la thérapie peuvent être fournis par des psychologues, des psychiatres, des travailleurs sociaux ou des conseillers. Ils peuvent être dispensés individuellement, en couple, en famille ou en groupe. Vous pouvez trouver des conseils et une thérapie auprès de votre équipe de soins, de votre compagnie d'assurance, de votre employeur ou de plateformes en ligne, telles que **Centre de conseil Memorial Sloan Kettering** ou **Moins contre le cancer.**

- **Éducation et information :** L'éducation et l'information sont essentielles pour les femmes qui se remettent d'un cancer de l'endomètre et de son traitement. Ils peuvent vous aider à comprendre votre diagnostic, votre traitement et vos soins de suivi, ainsi que les complications possibles et les effets à long terme du cancer de l'endomètre et de son traitement. Ils peuvent également vous aider à prendre des décisions éclairées, à gérer vos attentes et à planifier l'avenir.Votre équipe de soins, votre bibliothèque locale, votre centre communautaire ou vos plateformes en ligne, comme le **Société américaine du cancer** ou **Institut National du Cancer**, peut fournir une éducation et des informations.

- **Plaidoyer et recherche** : Le plaidoyer et la recherche sont importants pour les femmes qui se remettent d'un cancer de l'endomètre et de son traitement. Ils peuvent vous aider à sensibiliser, à influencer les politiques et à améliorer les résultats du cancer de l'endomètre et de son traitement. Ils peuvent également vous aider à contribuer à l'avancement des connaissances, à la prévention et au traitement du cancer de l'endomètre et de son traitement. Le plaidoyer et la recherche peuvent être menés en rejoignant ou en soutenant des organisations, des campagnes ou des études sur le cancer de l'endomètre et son traitement, comme le **Réseau d'action contre le cancer de l'endomètre pour les Afro-Américains** ou **Groupe d'oncologie gynécologique**.

Les systèmes et ressources de soutien peuvent inclure la famille, les amis, l'équipe soignante, les groupes de soutien, le conseil et la thérapie, l'éducation et l'information, ainsi que le plaidoyer et la recherche. Vous devez rechercher et utiliser les systèmes de soutien et les ressources qui correspondent à vos besoins, préférences et objectifs.

Vous devez également être ouvert à des sources de soutien et à des ressources nouvelles ou différentes qui pourraient bénéficier à votre rétablissement. N'oubliez pas que vous n'êtes pas seul dans ce voyage et qu'il existe de nombreuses personnes et organisations qui peuvent vous aider à vous rétablir et à vous épanouir.

# Chapitre 8

# Vivre avec le cancer de l'endomètre

## Gérer les effets secondaires et les symptômes

Vivre avec un cancer de l'endomètre implique souvent de faire face aux effets secondaires du traitement et aux symptômes persistants. Travailler en étroite collaboration avec vos prestataires de soins de santé pour gérer les effets grâce à diverses interventions peut vous aider à maintenir votre qualité de vie.

- **Fatigue:** Cet effet secondaire extrêmement courant peut persister longtemps après la fin du traitement. Des exercices réguliers d'intensité faible à modérée, du yoga, de bonnes habitudes de sommeil, une bonne alimentation et une gestion du stress aident à lutter contre la fatigue. Éliminez d'autres causes, comme l'anémie ou un dysfonctionnement thyroïdien.

- **Douleur :** Si des douleurs telles que des maux de dos ou des douleurs articulaires persistent, les médicaments en vente libre ou sur ordonnance apportent un soulagement. La physiothérapie, les massages, l'acupuncture, la thérapie chaude/froide et les exercices de pleine conscience peuvent minimiser l'inconfort.

- **Modifications intestinales et vésicales :** Si nécessaire, des ajustements alimentaires, des suppléments de fibres, des probiotiques, une thérapie du plancher pelvien, des programmes de miction programmés, des coussinets de protection et des antibiotiques aident à résoudre les problèmes urinaires et intestinaux liés au traitement. Suivez et communiquez les symptômes.

- **Défis sexuels :**Une sécheresse vaginale, une dysfonction érectile, une baisse du désir, un inconfort ou des difficultés à atteindre l'orgasme surviennent souvent. Utilisez des lubrifiants, communiquez vos besoins, essayez des aides au positionnement, des massages, des activités sensuelles et des thérapies comme les œstrogènes localisés ou la chirurgie épargnant les nerfs.

- **Détresse émotionelle:**L'anxiété, la dépression, le stress et la peur pèsent généralement sur les patients atteints de cancer. Les groupes de soutien, les conseils, la psychothérapie, la méditation, la tenue d'un journal et les médicaments, si cela est justifié, peuvent aider à surmonter les obstacles émotionnels.

- **Changements cognitifs :**Les radiations peuvent altérer la mémoire, la concentration, le multitâche et la vitesse de traitement. Les techniques compensatoires, la réadaptation cognitive, les jeux de réflexion et la fourniture d'instructions écrites aident le « cerveau chimio ».

- **Problèmes nutritionnels :**Travaillez avec un diététiste pour optimiser la nutrition et le poids. Traitez les symptômes tels que les changements de goût, les nausées, les problèmes intestinaux et la fatigue grâce à des stratégies diététiques. L'hydratation est également essentielle.

Une communication continue avec votre équipe soignante est essentielle pour adapter les approches de gestion des symptômes en termes de traitement, de rétablissement, de survie et au-delà. De nouvelles thérapies émergent continuellement, alors parlez des effets persistants ou préoccupants.

## Faire face à l'impact émotionnel

Des impacts émotionnels importants accompagnent souvent les conséquences physiques du cancer de l'endomètre. L'anxiété, la dépression, la colère, le chagrin, la peur et les traumatismes sont des réponses courantes. L'élaboration de stratégies d'adaptation aide à gérer les retombées émotionnelles.

Il est essentiel de rechercher un soutien en matière de santé mentale. Rencontrez régulièrement un conseiller ou un thérapeute pour traiter les émotions dans un espace sans jugement. La thérapie cognitivo-comportementale et les approches basées sur la pleine conscience peuvent réduire l'anxiété et les schémas de pensée dépressifs.

Il est essentiel de se confier à des amis et à des membres de la famille de confiance qui vous écoutent sans chercher à diminuer vos sentiments. Soyez prudent lorsque vous choisissez qui soutenir, car tout le monde n'est pas émotionnellement équipé pour ce rôle.

Rejoignez un groupe de soutien, localement ou en ligne, pour partager avec d'autres personnes confrontées à des difficultés similaires. Des groupes axés sur l'art-thérapie, le yoga ou d'autres activités rassemblent également les survivants. Savoir que vous n'êtes pas seul est réconfortant.

Envisagez de prendre des antidépresseurs si votre médecin vous le recommande. Certains médicaments aident à traiter la dépression, l'anxiété, les troubles du sommeil et les douleurs nerveuses souvent associées au cancer.

Favorisez une communication ouverte avec votre équipe de traitement. Soyez honnête à propos de vos difficultés émotionnelles afin qu'ils puissent vous mettre en contact avec des ressources. Certains centres de cancérologie comptent des psychologues parmi leur personnel.

Prenez le temps de prendre soin de vous grâce à des activités relaxantes comme lire, passer du temps à l'extérieur, écouter de la musique, prendre un bain chaud ou vous offrir un massage. Faites les choses uniquement pour vous.

Maintenez la perspective grâce à un discours intérieur positif, des affirmations, en regardant des images édifiantes, en lisant des citations inspirantes ou en commençant un journal de gratitude. Combattez les schémas de pensée nuisibles.

Exprimez-vous de manière créative à travers l'art, l'écriture, la musique ou d'autres moyens. Créer vous aide à exploiter et à libérer vos émotions de manière constructive.

Apprenez des techniques de relaxation comme la respiration profonde, la visualisation, la méditation et la relaxation musculaire progressive pour calmer l'anxiété. Les applications proposent des méditations guidées.

Renforcer la résilience émotionnelle demande du travail, mais l'utilisation des ressources disponibles rend le processus plus gérable. Avec du temps et des capacités d'adaptation, l'espoir peut l'emporter.

## Rester actif et en bonne santé

Rester actif et en bonne santé est un élément clé de la vie avec le cancer de l'endomètre. Être physiquement actif et avoir une alimentation saine peut vous aider à améliorer votre rétablissement, à réduire votre risque de récidive ou de nouveau cancer et à améliorer votre qualité de vie et votre bien-être. Certains des avantages de rester actif et en bonne santé sont :

- Améliorer votre forme physique, votre force et votre flexibilité ;
- Renforcer votre système immunitaire et réduire l'inflammation ;

- Équilibrer vos hormones et réduire les symptômes de la ménopause ;
- Gérer son poids et prévenir les maladies liées à l'obésité ;
- Soulager le stress, l'anxiété et la dépression ;
- Augmenter votre énergie, votre humeur et votre confiance.

Certaines des stratégies qui peuvent vous aider à rester actif et en bonne santé sont :

- Suivez les directives d'activité physique pour les survivants du cancer. L'American Cancer Society recommande aux survivants du cancer :
  - Construisez jusqu'à 150 à 300 minutes d'activité modérée (ou 75 à 150 minutes d'intensité vigoureuse) chaque semaine. Faites de l'exercice plusieurs fois par semaine pendant au moins 10 minutes à la fois. Incluez des exercices d'entraînement en résistance au moins 2 jours par semaine. Faites des exercices d'étirement au moins 2 jours par semaine.

o Choisissez des activités que vous aimez et qui correspondent à vos capacités et préférences. Vous pouvez essayer la marche, le jogging, le vélo, la natation, la danse ou le jardinage. Vous pouvez également rejoindre un cours de fitness, une équipe sportive ou un groupe de marche.

o Commencez lentement et augmentez progressivement l'intensité et la durée de votre exercice. Écoutez votre corps et ajustez votre rythme et votre fréquence en fonction de votre niveau d'énergie, de vos symptômes et de vos effets secondaires. Reposez-vous lorsque vous en avez besoin et évitez le surmenage.

o Parlez à votre médecin avant de commencer ou de modifier votre routine d'exercice. Votre médecin peut vous aider à fixer des objectifs réalistes et sûrs et vous conseiller sur les précautions ou limitations que vous pourriez avoir. Vous pouvez également bénéficier de travailler avec un physiothérapeute, un physiologiste de l'exercice ou un entraîneur personnel ayant une expérience en matière de patients atteints de cancer.

- Suivez une alimentation saine qui comprend beaucoup de fruits, de légumes et de grains entiers, et limitez ou évitez les viandes rouges et transformées, les boissons sucrées et les aliments hautement transformés. L'American Cancer Society recommande aux survivants du cancer :
  - Mangez au moins 2 ½ tasses de légumes et de fruits par jour. Choisissez différentes couleurs et types pour obtenir une gamme de nutriments et d'antioxydants. Incluez des légumes vert foncé, à feuilles et crucifères, comme le brocoli, le chou frisé, le chou et le chou-fleur. Limitez votre consommation de légumes féculents, comme les pommes de terre, le maïs et les pois.
  - Choisissez des grains entiers plutôt que des grains raffinés. Les grains entiers

contiennent plus de fibres, de vitamines, de minéraux et de composés phytochimiques que les grains raffinés. Visez au moins 3 portions de grains entiers par jour, comme du pain de blé entier, du riz brun, de l'avoine, du quinoa ou de l'orge.

- Limitez votre consommation de viande rouge et de viande transformée. La viande rouge comprend le bœuf, le porc, l'agneau et la chèvre. La viande transformée comprend le bacon, le jambon, les saucisses, les hot-dogs et les charcuteries. Ces viandes peuvent augmenter votre risque de cancer colorectal et d'autres maladies chroniques. Ne consommez pas plus de 18 onces de viande rouge cuite par semaine et évitez ou limitez autant que possible la viande transformée.

- Évitez ou limitez les boissons et les aliments sucrés. Les boissons et aliments sucrés comprennent les boissons gazeuses, les jus de fruits, les boissons pour sportifs, les boissons énergisantes, les gâteaux, les biscuits, les bonbons et les glaces. Ces aliments peuvent ajouter des calories et du sucre supplémentaires à votre alimentation et augmenter votre risque d'obésité, de diabète et de maladies cardiaques. Choisissez de l'eau, du thé non sucré ou du café comme boisson principale et limitez votre consommation de sucres ajoutés à 10 % maximum de vos calories totales par jour.

○ Évitez ou limitez les aliments hautement transformés. Les aliments hautement transformés comprennent les chips, les craquelins, les bretzels, les nouilles instantanées, les plats surgelés, les soupes en conserve et les sauces. Ces aliments sont souvent riches en sel, en graisses, en sucre et en additifs et pauvres en nutriments et en fibres. Ils peuvent augmenter votre risque d'hypertension artérielle, d'hypercholestérolémie et de maladies cardiaques. Choisissez autant que possible des aliments frais, entiers ou peu transformés et lisez attentivement les étiquettes nutritionnelles et les listes d'ingrédients.

- Buvez suffisamment d'eau pour rester hydraté. L'eau est essentielle aux fonctions de votre corps, telles que la digestion, la circulation, la régulation de la température et l'élimination des déchets. L'eau peut également vous aider à contrôler votre appétit, à prévenir la constipation et à éliminer les toxines. Visez au moins 8 verres d'eau par jour, ou plus si vous faites de l'exercice, transpirez ou avez la diarrhée ou des vomissements. Vous pouvez également boire d'autres liquides, comme des tisanes, des soupes ou du lait, mais évitez ou limitez les boissons caféinées, alcoolisées ou sucrées, car elles peuvent vous déshydrater ou ajouter des calories supplémentaires à votre alimentation.

- Ne prenez des compléments alimentaires que si votre médecin vous le conseille. Les compléments alimentaires comprennent des vitamines, des minéraux, des herbes ou d'autres substances prises par voie orale pour compléter votre alimentation. Certains compléments alimentaires vous aident à combler vos besoins nutritionnels, notamment si vous avez un manque d'appétit, des allergies alimentaires ou des restrictions alimentaires. Cependant, certains compléments alimentaires peuvent également interagir avec vos médicaments, affecter vos niveaux d'hormones ou augmenter votre risque de saignement ou d'autres complications. Par conséquent, vous devez consulter votre médecin avant de prendre des compléments alimentaires. Votre médecin peut vous aider à déterminer si vous avez besoin de suppléments et quel type, dose et durée sont appropriés.

S'adapter à une « nouvelle normalité » face au cancer prend du temps. Avoir de la patience et de l'auto-compassion aide. Faire des soins personnels et des routines saines une priorité élevée contribue à bien vivre.

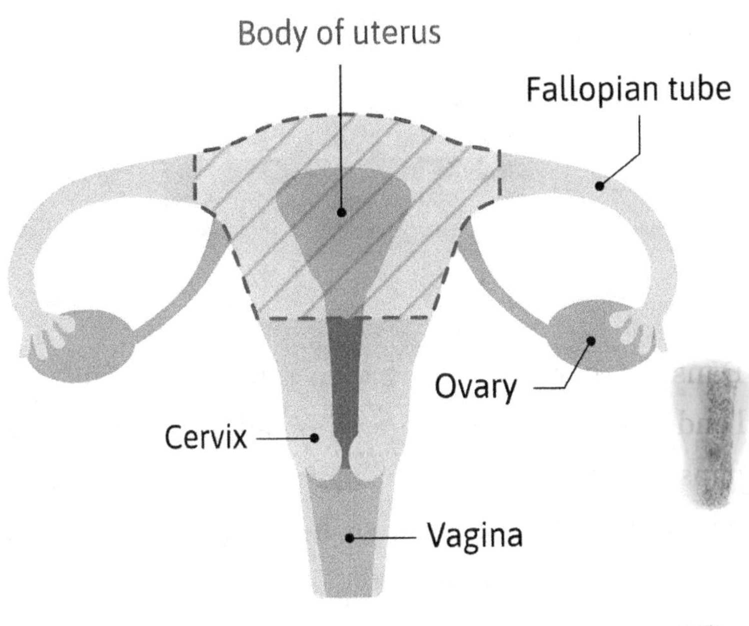

Body of uterus
Fallopian tube
Cervix
Ovary
Vagina
Partial
hysterectomy

# Conclusion

Dans ce livre, vous avez découvert le cancer de l'endomètre, un type de cancer qui prend naissance dans la muqueuse de l'utérus. Vous connaissez maintenant les causes, les facteurs de risque, les symptômes, le diagnostic, le traitement et la guérison du cancer de l'endomètre. Vous avez également découvert les défis physiques et émotionnels auxquels vous pouvez être confronté en vivant avec un cancer de l'endomètre et comment y faire face. Vous avez également découvert les systèmes de soutien et les ressources disponibles pour vous et vos proches.

Le cancer de l'endomètre est le cancer gynécologique le plus fréquent chez les femmes, touchant environ 1 femme sur 37 au cours de sa vie. Cependant, le cancer de l'endomètre est également l'un des cancers les plus traitables et les plus curables, surtout s'il est détecté tôt. Le taux de survie au cancer de l'endomètre est élevé et de nombreuses femmes vivent longtemps et en bonne santé après le traitement.

*L'avenir du traitement du cancer de l'endomètre*

À mesure que la recherche progresse, de nouveaux traitements qui améliorent les résultats pour les patientes atteintes d'un cancer de l'endomètre continuent d'apparaître. À l'avenir, le traitement deviendra probablement de plus en plus personnalisé et ciblé.

Les immunothérapies qui mobilisent le système immunitaire contre les cellules cancéreuses pourraient bientôt révolutionner le traitement, en particulier pour le cancer de l'endomètre avancé. Les inhibiteurs de points de contrôle, les vaccins thérapeutiques et les anticorps monoclonaux font partie des immunothérapies en plein essor étudiées dans les essais cliniques.

Les thérapies médicamenteuses ciblées qui attaquent des molécules et des gènes spécifiques cruciaux pour la croissance et la survie des tumeurs sont également très prometteuses. Ces nouveaux agents fourniront aux oncologues un arsenal croissant.

Les techniques chirurgicales avancées, comme la chirurgie robotique, améliorent la précision et les options peu invasives pour les hystérectomies et l'ablation des ganglions lymphatiques. Une récupération plus rapide et moins de complications offrent aux patients plus de choix.

De nouvelles thérapies passionnantes continuent d'émerger grâce à des chercheurs dévoués. L'avenir reste prometteur pour un traitement plus efficace du cancer de l'endomètre, adapté aux caractéristiques spécifiques du cancer de chaque femme.

*Pensées finales et encouragements*
Merci de vous joindre à moi pour explorer le cancer de l'endomètre sous différents angles. J'espère que vous vous sentez désormais doté d'une compréhension plus complète et d'une mine de ressources sur lesquelles puiser. Même si le chemin à parcourir comporte des défis, les connaissances et le soutien éclairent le chemin. Vous êtes plus fort que vous ne le pensez.

Cette maladie ne vous définit pas. Gardez un œil sur qui vous êtes au plus profond de vous-même : cette lumière intérieure brille plus intensément que jamais. Entourez-vous de personnes positives qui vous élèveront. Et surtout, ne perdez jamais espoir. L'espoir est ce qui nous fait traverser les temps sombres vers la lumière. Vous êtes courageux, vous êtes résilient et vous surmonterez cela. Continuez à persévérer, une étape à la fois, un jour à la fois. Je vous souhaite tout le meilleur dans votre rétablissement et au-delà. Vous avez ça !

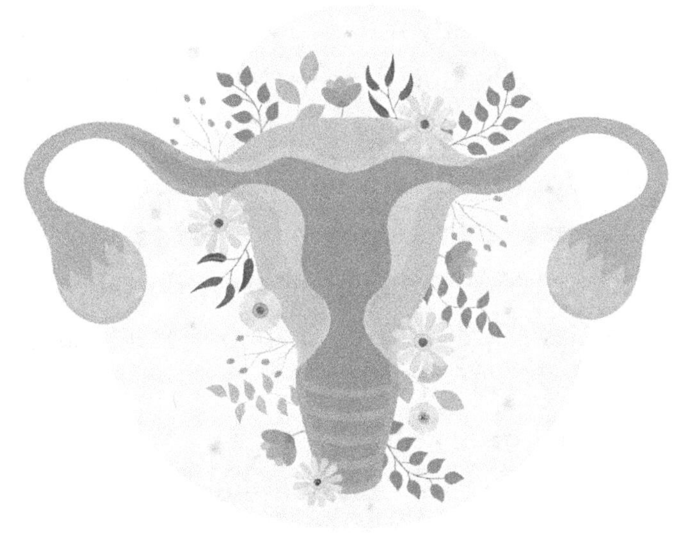

# Glossaire

Un glossaire peut vous aider à comprendre la signification et l'utilisation de mots ou de concepts inconnus. Voici un glossaire de quelques termes courants liés au cancer de l'endomètre :

- **Adénocarcinome :** Type de cancer qui prend naissance dans les cellules qui tapissent certains organes ou tissus, comme l'endomètre (la muqueuse de l'utérus).

- **Biopsie :** Procédure qui consiste à prélever un petit échantillon de tissu du corps et à l'examiner au microscope pour rechercher un cancer ou d'autres anomalies.

- **Chimiothérapie :** Type de traitement contre le cancer qui utilise des médicaments pour tuer les cellules cancéreuses ou les empêcher de croître et de se diviser.

- **Cancer de l'endomètre :** Type de cancer qui prend naissance dans l'endomètre (la muqueuse de l'utérus). C'est le cancer gynécologique le plus fréquent chez la femme.

- **ETdiamètre :** La couche interne de tissu qui tapisse l'utérus. Il s'épaissit et disparaît mensuellement pendant le cycle menstruel, sauf en cas de grossesse.

- **Œstrogène :** Une hormone produite principalement par les ovaires chez la femme. Il régule le cycle menstruel et affecte le développement et le fonctionnement des organes reproducteurs féminins. Elle affecte également d'autres parties du corps, comme les os, le cœur et le cerveau.

- **Hystérectomie :** Une intervention chirurgicale qui consiste à retirer l'utérus. Parfois, d'autres organes ou structures, comme les ovaires, les trompes de Fallope, le col de l'utérus ou les ganglions lymphatiques, peuvent également être retirés.

- **Immunothérapie :** Type de traitement contre le cancer qui utilise des substances qui stimulent ou renforcent la capacité du système immunitaire à combattre les cellules cancéreuses.

- **Ganglions lymphatiques :** Petites structures en forme de haricot qui font partie du système lymphatique. Ils filtrent et stockent la lymphe, un liquide clair qui transporte les globules blancs et d'autres substances qui aident à combattre les infections et les maladies. Ils piègent et détruisent également les cellules cancéreuses ou d'autres substances étrangères qui pénètrent dans le système lymphatique.

- **Ménopause :** Moment de la vie d'une femme où ses ovaires cessent de produire des ovules et des hormones et où ses règles s'arrêtent définitivement. La ménopause survient généralement vers l'âge de 50 ans, mais elle peut varier en fonction de divers facteurs, tels que la génétique, la santé ou le mode de vie.

- **Métastase :** La propagation du cancer de son site d'origine à d'autres parties du corps par le sang ou le système lymphatique.

- **Progestérone :** Une hormone produite principalement par les ovaires des femmes. Il prépare l'endomètre à l'implantation d'un ovule fécondé et favorise la grossesse. Cela affecte également d'autres parties du corps, comme les seins, la peau et l'humeur.

- **Radiothérapie** : Type de traitement contre le cancer qui utilise des rayons ou des particules à haute énergie pour endommager ou détruire les cellules cancéreuses ou les empêcher de croître et de se diviser.

- **Récurrence** : Le retour du cancer après une période de rémission ou après la fin du traitement.

- **Remise** : La disparition ou la réduction des signes et symptômes du cancer, partiellement ou complètement. La rémission peut être temporaire ou permanente, selon le type et le stade du cancer et l'efficacité du traitement.

- **Mise en scène** : Processus permettant de déterminer l'étendue et la propagation du cancer dans le corps. La stadification permet de planifier le traitement et de prédire le pronostic du cancer. La stadification repose généralement sur la taille et l'emplacement de la tumeur, l'implication des ganglions lymphatiques et la présence ou l'absence de métastases.

- **Chirurgie :** Type de traitement du cancer qui consiste à retirer la tumeur et certains tissus normaux environnants du corps. La chirurgie peut être utilisée pour diagnostiquer, traiter ou prévenir le cancer ou pour soulager les symptômes ou les complications causés par le cancer.

- **Thérapie ciblée :** Type de traitement du cancer qui utilise des médicaments ou d'autres substances qui ciblent et bloquent des molécules ou des voies spécifiques impliquées dans la croissance et la propagation des cellules cancéreuses. Une thérapie ciblée peut aider à arrêter ou à ralentir le cancer et à épargner les cellules normales.

- **Utérus :** Organe creux en forme de poire qui fait partie du système reproducteur féminin. C'est là que le fœtus se développe et grandit pendant la grossesse. C'est également là que se trouve l'endomètre.

# Les références

Voici quelques-unes des références que j'ai utilisées pour écrire ce livre :

1. Société américaine du cancer. (2020). Cancer de l'endomètre. Récupéré de https://www.cancer.org/cancer/endometrial-cancer.html

2. Institut National du Cancer. (2020). Traitement du cancer de l'endomètre (PDQ®) – Version patient. Extrait de https://www.cancer.gov/types/uterine/patient/endometrial-treatment-pdq

3. Clinique Mayo. (2020). Cancer de l'endomètre. Extrait de https://www.mayoclinic.org/diseases-conditions/endometrial-cancer/symptoms-causes/syc-20352461

4. Centre de cancérologie Memorial Sloan Kettering. (2020). Vivre au-delà du cancer de l'utérus (endomètre). Extrait de https://www.mskcc.org/cancer-care/types/uterine/living-beyond

5. Fondation du cancer de l'endomètre. (2020). Récupéré de https://www.endometrialcancer.org/

6. PARTAGEZ le soutien contre le cancer. (2020). Soutien au cancer de l'utérus. Récupéré de https://www.sharecancersupport.org/uterine-cancer-support/

7. Soins contre le cancer. (2020). Cancer de l'endomètre. Extrait de https://www.cancercare.org/diagnosis/endometrial_cancer

8. Réseau d'action contre le cancer de l'endomètre pour les Afro-Américains. (2020). Récupéré de https://ecanawomen.org/

9. Groupe d'oncologie gynécologique. (2020). Récupéré de https://gog.org/